KB152789

SEXY SEXY LOVE

동물
웃음
운동

SEXY SEXY LOVE
동물웃음운동

지은이   이 임 선
펴낸이   배 기 순
펴낸곳   하남출판사

초판1쇄 발행   2019년 1월 15일

등록번호   제10-0221호

주소   서울시 종로구 관훈동 198-16 남도B/D 302호
전화번호   (02)720-3211(代) / 팩스   (02)720-0312
e-mail   hanamp@chol.com

ⓒ 이임선, 2019

ISBN   ISBN 978-89-7534-240-0(13510)

SEXY SEXY LOVE

동물 웃음 운동 몸 음동

이임선 지음

"웃자! 마음껏 웃자! 짱짱한 마음으로 10년 더 젊게,
짱짱한 몸으로 100년을 살자! "

하남출판사

서문

웃자!
마음껏 시원하게 웃자!
만병의 근원은 웃음부족과 운동부족이다.
동물웃음댄스로 마음껏 섹시미를 발산하며 웃자!
짱짱한 마음으로 10년 더 젊게, 짱짱한 몸으로 100년을 건강하게 살수 있다.
더 건강하고, 더 행복하려 한다면,
이임선의 동물웃음운동을 지금 당장 시작해 보자.
동물웃음 가족을 만나서 즐겁게 웃어보자.

서울대 병원의 배려 덕분에 암환자와 파킨슨 환자 그리고 직원들의 건강증진을 위한 '나이스바디 21' 프로그램 웃음치료를 13년간 국내 최초로 할 수 있었던 것은 세상에 없는 새로운 경험이었다.

수술실에서 올라와 절대로 웃지 않을 것 같았던 환자도 함께 참여하여 웃음을 자아냈고, 내일 아침에 위 전체를 절제하는 환자도 불안과 초조함을 달래려고 웃음교실에 와서 슬프게 웃었다.
그리고 초등학교 1학년 꼬마가 병상에 누워 계신 아픈 아빠를 웃게 해 드리고 싶다고 웃음교실에 와서 열심히 따라 하던 그 아이도 잊을 수 없다.
어디 이분들 뿐일까? 곧 숨이 멎을 것처럼 소리치던 중환자 일건이도, 중환자실에서 5개월 동안이나 미동도 하지 않던 환자가 웃음교실에서 흘러나오는 음악소리에 반응을 보이자 온가족이 탄성을 질렀던 순간의 경험들은 나에게 웃음치료에 대한 자신감을 주었고, 이를 체계적으로 연구 발전시키고 싶은 열정과 의지가 가슴 밑바닥에서 솟아올랐다.

웃고 싶어도 더 이상 웃지 못하는 상태에서 웃어보겠다고 애쓰는 사람들을 많이 보았기에 보고만 있어도 상상만 해도 웃음이 절로 나오는 품격이 깃든 웃음기법을 만들고 싶었다. 억지웃음이 아닌 진짜 웃음, 순수한 웃음, 해맑은 웃음, 치료적 웃음을 만들고 싶은 갈망으로 고민하던 중, 숲 치유사 공부를 하면서 많은 동물과 식물을 접하게 되었고, 식물도 서로를 배려하면서 움직이는 것을 알았다.

나는 어느덧 동물웃음에 빠져 들었고, 사람들은 나의 웃음을 진심으로 좋아한다는 것을 우연히 알았다. 왜 좋아할까? 왜 그토록 재미있어 할까를 묻고 또 물었다. 얻은 결론은 사바나의 이론대로 자연 속에 있으면 결국 안정감을 느끼고, 동물의 본성을 간직하고 있다는 것이다. 동물의 행동을 분석하여 접목된 동물웃음운동은 억지로 웃는 웃음이 아니라 순수한 웃음, 해맑은 웃음, 천진난만한 웃음으로 의도하지 않아도 저절로 터져 나오는 웃음이다.

동물웃음운동은 동물 흉내와 구애하는 과정의 몸동작을 따라하면서, 균형감각, 적극성, 민첩성, 지구력, 집중력을 키워 준다. 또한 의도된 동작이라도 동물을 따라하는 내 모습과 상대방의 우스꽝스런 모습을 보며 폭발적인 웃음을 자아낸다. 이것이 자연스런 '진짜 웃음'이다. 진짜 웃음 짓는 행복한 세상을 함께 나누고 싶은 간절한 열망과 욕심을 이책에 서둘러 담았다.

끌림, 떨림, 울림이 있는 동물웃음운동은 건강한 상태로의 회복, 변화를 선물할 것이다. 우리가 살아감에 있어서 웃음이 없다면 어색하다 못해 삭막해질 것이다. 산에서 새 소리를 듣지 못한다면, 강에서 물고기 한 마리 볼 수 없다면 우리는 행복할까? 가족의 웃음소리를 들을 때 가장 행복한 순간이지 않던가!

2019년 1월 이임선

책속에 담긴 의도

이 책을 만든 이유는?

동물의 소리를 듣고 웃음소리를 이해하며 우리에게 즐거움과 건강을 주는 동물웃음 운동을 만들었다. 이 책을 통해 웃음을 잃어버린 많은 사람들에게 웃음을 주고 행복과 건강을 함께 나누고 싶다.

난 언제 어디서나 어린 아이같이 장난치기를 좋아했다.

하지만 어른이라는 이름은 그것을 허락하지 않았고, 엄숙한 모습으로 긴 세월을 보내고 말았다. 다시 어린 시절로 돌아가고 싶다라고 외치고 있었다.

그리하여 늦은 나이에 학생이 되었고, 서점에 가서 잡은 책이 파브르의 곤충기다. 이후 많은 동물과 식물을 접하며 그들끼리의 대화를 이해하고, 웃음소리를 들으며 동물웃음운동 기법을 만들어 웃음이야기 책을 만들었다. 어쩌면 나의 동물웃음 이야기는 우리의 기억 속에서 살아 움직이는 이야기로 매일 살아 갈 것이다.

이 책은 누가 읽어야 하는가?

다리, 허리가 아파 운동을 못하거나, 웃을 일이 없다고 말하는 세상의 모든 사람들이다. 그리고 오랫 동안 웃지 않아 웃는 방법을 잃어버린 우리나라 남자들도 포함된다.

나이 50무렵에 사춘기보다 더 끔찍한 갱년기가 오면 몸의 라인이 심하게 무너져 내리고 온몸이 여기 저기 쑤신다는 중년에게 꼭 필요한 것은 웃음운동이다.

50대 중년의 아저씨와 아줌마들은 자신이 움직이는 운동이 아니라 자동으로 흔들어주는 기구 앞에 마냥 서 있거나 자전거에 달라붙어 TV만 보면서 무릎만 사용하는 운동을 하는데, 자신의 몸에 힘이 들어가는 근육을 키우는 운동에 집중하지 않으면 운동효과는 거의 없다.

운동을 싫어하거나 효과적으로 하지 못하는 사람에게도 쉽게 친숙하도록 만든 것이 동물웃음운동이다. 어린 아이부터 중년, 노년층까지 자신의 몸과 마음에 집중할 수 있도록 귀엽고 친숙한 동물들로 효과적인 동물웃음 기법을 만들었다.

실제 오랫동안 모든 사람들이 기억하는 황제펭귄웃음, 지렁이댄스는 이임선의 대표적인 동물웃음 기법이기도 하다.

이 책에는 어떤 즐거움이 있나?

숲속에 가면 기분이 좋은 것처럼, 동물 흉내를 내면 더 재미있다.

더구나 구애를 할 때의 모습은 세상에서 가장 아름다운 자세이며, 가장 완벽한 자세이고, 가장 건강하고 섹시한 춤이며 사랑하는 마음의 표현이다.

동물웃음운동은 내가 열정으로 찾은 함께 즐거움을 나누는 진정한 운동에 재미를 더한 웃음운동이다. 수천명의 주부와 실버대학 학생들, 그리고 웃지 않는 남성과 군인에게 적용해 본 가장 즐거운 운동이었다. 운동은 한번하고 나면 힘들어서 그만 하자 하는데 동물웃음운동은 다음날까지 웃음이 솟아난다.

이 책을 읽으면 왜 행복해지는가?

웃음을 잃어버린 뒤 무엇을 찾아 헤매도 심각한 내일이 있을 뿐 이지만, 오늘 한번만이라도 웃어보라. 웃을 일이 생길 것이다. 그러면 웃을 일을 선택하게 된다.

웃을 일을 선택하여 동물웃음운동에 빠져보라. 동물웃음운동의 핵심은 몸과 마음의 근력을 쑥쑥 키우는 웃음운동이다. 몸과 마음의 군살이 빠지고 진짜로 행복해진다.

웃는 사람이 행복하고, 행복한 사람이 건강하고 오래 산다. 더 많이 더 크게 웃기보다 더 자연스럽고 더 순수하게, 제대로 웃도록 하고 싶다.

웃음이 절로 나오는 웃음댄스 하나하나를 완성하며 거울에 비친 내 모습을 보니 유쾌함으로 하늘을 향해 높이 솟아 오르는 기분이다. 맛있는 음식점 소개 보다는 맛있는 웃음댄스를 하나씩 익히면 더 건강해지고 행복해 질 수 있다.

이 책의 담긴 내용은?

동물웃음운동은 작은 생명체 하나하나에도 고유한 삶의 방식과 태도, 의미를 가지고 있음을 알리고 자연에서 멀리 떨어져 살아가는 현대인들에게 몸으로 자연을 느끼는 시간을 만들어 주고 싶은 의도를 담았다.

동물웃음운동의 주요 구성은 4분야로 이루어진다. 뇌에 신선한 산소를 무한정 공급하는 뇌짱 운동, 얼굴 근육을 풀어주는 얼짱 운동, 근관절을 부드럽게 해 주는 관절짱 운동, 몸을 탱글탱글하게 만들어 주는 몸짱 운동이 있다.

짝꿍을 향해 다가가기

한 걸음 다가가기

짝꿍을 향해 움직여라!
달팽이 한 마리가 움직인다. 어디를 가고 있을까?
먹이를 찾아서 움직인다. 그리고 짝꿍을 찾아서 움직인다

서두르지 않고 우아하게 목적지의 끝까지 가는 달팽이는 나에게 희망이다.
짝꿍을 향해 움직이는 달팽이는 짝을 만나 쿵짝을 맞추고 아름다움을 노래하며 춤
춘다. 그는 느리지만 부지런히 춤을 춘다.
이임선의 동물웃음운동은 쿵짝을 만들어 가는 재미있고 웃음이 터져 나오는 웃음
운동이다.
혼자하는 운동과는 다르다. 5kg, 10kg 무게가 정확하게 적혀진 무거운 쇠덩어리를
붙잡고 하나, 둘, 셋 구령에 맞추느라 애쓰지 않아도 그 이상의 운동 효과를 내는
저항운동이며, 박장대소만으로도 유산소 운동의 효과가 있다.
동물웃음운동! 함께 해보자.
그리고 온전히 나를 바라보자.
그곳에 우리가 원하는 진짜 아름다운 세상이 우리를 기다리고 있다.

또 한 걸음 다가가기

짝꿍을 향해 몸부림치며 웃자!
고추잠자리의 구애작전처럼 때론 달팽이의 느린 걸음걸이처럼 많이 웃자.

마음의 여유, 마음의 여백 그리고 웃음여행을 떠나고 싶어하는 여자들과 때로는 동물의 몸짓으로, 바람난 가을처럼, 섹시해지고 싶은 남자들을 위한 짝짓기 동물웃음운동이다.
세상에서 가장 중요하고 아름다운 구애작전의 몸부림이야 말로 가장 적극적이고 이기적이며 찬란하지 않던가!
세상에서 가장 아름다운 고추잠자리 짝짓기 구애 작전을 흉내 내고 달팽이의 귀여운 걸음걸이도 흉내 내며 달팽이크림처럼 촉촉한 웃음으로 우리 가슴을 적시며,
달팽이처럼 느려도 서두르지 말고 끝까지 한걸음 한걸음씩 가보자.

그리고 또 한 걸음 다가가기

짝꿍에게 사랑의 표현을 섹시하게 하라.
하루하루는 즐겁게, 일년은 힘차게, 나의 일생을 섹시하게 살자.

건강해야 섹시하고, 섹시해야 아름답다. 아름다운 인생이란 섹시한 삶이다.
동물들의 화려한 몸짓, 풀벌레의 울음소리, 숲속 메아리, 사람의 웃음소리는 같은 것이다. 이 모든 것들은 사랑의 표현이다.
건강한 생명체의 모든 것들에는 결정적인 섹시함이 있다. 죽음을 예감하면서도 도발적 자기표현을 멈추지 않는 사마귀의 구애작전과 엉덩이를 뒤뚱거리며 애교를 부리는 기린의 구애도 섹시하다. 이는 매우 건강함을 뜻한다. 이런 의미에서 동물의 구애 작전의 몸짓을 단계별 웃음으로 표현한 동물웃음 기법은 숲속 메아리처럼 웃음 메아리가 되어, 우리를 건강한 몸과 마음으로 되돌려 놓을 것이다.

차례

제5장 탱글탱글 몸짱 동물웃음

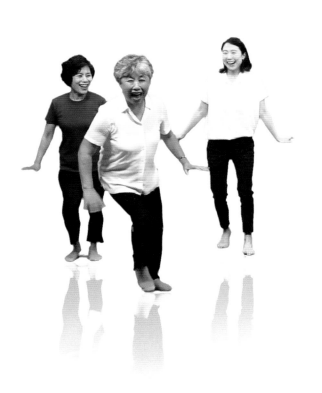
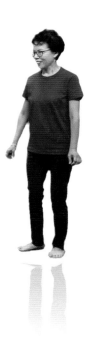

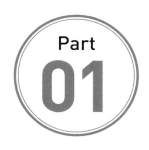

Part

01

아름다운 웃음

1. 인간의 웃음

1. 웃음이 인간에게 주는 의미

웃음은 유아에게 인간임을 보여주는 최초의 증거이다. 출생 때 태어나 웃는 것처럼 보이는 웃음은 신경학적인 미성숙 또는 다른 내적인 자극에서 일어나는 것이라 진정한 웃음이라 보기 어렵다.

우리가 알고 있는 참된 웃음은 생후 16개월 즉 100일 무렵부터 '까꿍' 소리에 반응을 보이며 '까르르' 웃는 웃음이라 할 수 있다. 이 웃음으로 주위 사람들과 의사소통을 하며 정서적인 표현을 하기 시작한다.

웃음의 가장 큰 특징은 민족, 문화, 장소에 구애받지 않고 의사소통 할 수 있는 가장 쉬운 표현 수단이다.
또한 어린이부터 노년에 이르기까지 년령, 질병에 관계없이 누구나 자유롭게 웃음으로 의사소통을 한다. 웃음은 인간이 일상적인 활동을 하는데 필수적이며 심리적인 안정감에도 영향을 미친다.

2. 웃음의 유발 요인

웃음을 유발하는 요인은 신체적 자극에 의한 생리적 반응으로 웃음이 나타나기도 하는데 흔한 예로 간지럼에도 우리는 웃게 된다.

일반적으로 아동기 유아나 어린이는 신체적 웃음으로 body to mind system이다. 즉 몸이 즐거워지면 웃음이 저절로 나오는 것이다. 아이들은 땅에 넘어져 울다가도 주위 상황에 따라 금방 웃으면서 뛰어 다닌다.

아동기 이후에는 정신적, 사회적인 웃음이 많아지며, 표현은 미소로 변한다. 웃음의 구조가 mind to body system으로 바뀌어 머리로 웃기 시작하는 단계이다. 즉 즐겁고 웃을 일이 있어야 웃음이 나온다.

청년기에는 유머가 발달하여 자기를 객관시하고, 웃음 자료를 제공하려는 마음이 생겨나기도 한다. 그리고 유머와 웃음은 흔히 혼용되어 사용되는 용어로서 유머가 종종 웃음을 유발한다. 유머 속의 웃음은 우리가 무엇인가를 우습다고 보는 것에 대한 감정적 반응이다.

이러한 감정적 반응은 유머 이외에 기쁨, 우스꽝스러움, 겸연쩍음의 감정이 웃음으로 나타난다. 웃음을 감정적 반응에서 보면 흥분이 기쁨과 슬픔으로 동시에 분화되어 그중 기쁨에서 나오는 감정의 결과로 볼 수 있다

3. 의학적 측면에서 인간의 웃음

• 뇌신경 제7번 안면신경의 작용으로 일어나는 얼굴 근육의 스트레칭이다.

• 얼굴근육의 움직임이나 즐거운 감정을 통해 행복한 감정의 결과물로 나타나는 소리이다.

• 호흡근육인 횡경막의 단축적인 수축과 갈비뼈 사이사이의 늑간근과 후두를 감싸고 있는 후두근육의 움직임으로 일어나는 호흡의 일종이다.

• 내면적 긴장상태(스트레스)가 일순간에 해소되면서 나타나는 신체적, 생리적 현상으로 고도의 정신과정에 의해 만들어진다.

4. 왜 열심히 웃어야 하나?

• **건강한 사람을 더욱 건강하게 만든다.**

웃음은 근육, 신경, 심장, 뇌, 소화기관 등을 총체적으로 움직여 주는 즐거운 온몸 운동이다. 웃을수록 우리 몸을 지키는 중요한 항체인 T세포와 NK세포 등 각종 항체가 더욱 많이 분비되고 바이러스, 암 등과 싸우는데 필요한 백혈구의 생명력을 강화시킨다.

또한 박장대소처럼 큰 웃음은 심장 박동수의 증가로 폐 속에 남아 있던 나쁜 공기를 신선한 공기로 바꾸어 주고, 엔켈팔린 호르몬을 분비시켜 통증을 감소시킨다. 웃으면 자신도 모르게 긴장을 이완시켜 혈압을 낮추며, 혈액 순환을 도와주어 질병에 대한 저항력이 길러져 자연스럽게 건강이 증진되는 효과를 볼 수 있다.

• 저절로 스트레스가 해소된다.

현대인들이 흔히 말하는 스트레스의 천적이 바로 웃음이다.

웃음은 부교감 신경을 활성화시켜 스트레스 호르몬인 코티졸과 아드레날린의 분비를 감소시켜 스트레스와 긴장 우울감을 해소시켜 준다. 억눌리고 해결되지 못한 부정적인 감정을 해소하고, 적절한 감정 표현 및 상황 이해 능력을 향상시키게 된다. 또한 무력감이 해소되고 기분이 상쾌하게 전환된다.

• 인간관계에서 갈등을 해소하고 친밀감을 높인다.

웃음은 자아 존중감이 향상될 뿐 아니라, 대인관계 기술과 의사소통 능력이 향상된다. 웃음을 통한 긍정적이며 적극적인 태도를 통해 자신감을 가질 수 있다. 웃음 활동은 자기 개방을 통해 인간관계에 긍정적인 상호작용을 한다.

이러한 상호작용이 커져 자신과 상대방에 대한 이해, 인정, 친밀감이 높아지고 인간관계를 부드럽게 유지하므로 사회적 갈등도 줄여준다. 또한 정서적 표현을 하므로써 성취감도 커지고 두려운 상황에서도 현실적인 희망을 갖게 한다.

5. 긍정적 감정을 표현하는 웃음 종류

• 미소

모나리자 그림처럼 소리를 내지 않고 살짝 웃는 모습이다.

입 주변의 꼬리 당김 근육을 당겨진 상태로 위아래의 입술을 살짝 벌리고 빙긋 웃는 웃음이다.

• 송곳니 웃음

웃을 때 이를 드러내며 환한 모습을 보이는 모양으로 이 웃음은 타인에게 가장 호감을 주는 웃음이다.

아카시아 꽃처럼 윗니만 드러내고 웃는 웃음이라 하여 송곳니 웃음이라 한다. 우리나라 사람들에게 이 웃음은 가장 자연스러우며, 약간 미소를 지어도 31%의 송곳니가 보인다.

• 틀니 웃음 (함박 웃음)
윗니와 아랫니가 다 보이는 것은 물론이고 목젖이 보일 만큼 거침없이 크고 환하게 웃는 웃음이다.

서양인이 입을 크게 벌리고 웃는 모습은 한국인이 웃는 모습보다 입 모양이 훨씬 환하게 보인다. 이는 서양인이 한국인보다 상악과 하악이 잘 드러나는 얼굴 구조를 가지고 있기 때문이다.

나이가 들면 웃을 일이 적어지고, 목젖이 드러날 만큼 환하고 크게 웃는 틀니 웃음을 짓기가 어려워진다. 이런 웃음은 상대방을 의심하지 않고, 자신도 상대방에게 감추는 것이 없을 때 터져 나오는 유쾌하고 통쾌한 웃음이다.

6. 웃을 때 사용하는 근육

인상을 결정짓는 것은 외모가 아니라 표정이다.

표정에서 마음속에 감추어진 심리가 드러난다. 밝게 웃는 건강한 웃음을 만들기 위해서는 방치하고 있던 웃음 근육을 살려야 한다. 얼굴 근육의 특징은 큰 힘을 들이지 않고도 근육세포를 수축하거나 이완시킬 수 있다. 따라서 웃음과 표정훈련을 통해 얼굴 근육을 변화시키면 좋은 인상을 만들 수 있다.

• 입꼬리 당김근 (보조개 근육)
보조개 근육은 귀밑에서 시작하여 입꼬리까지 닿는다. 입꼬리를 바깥쪽으로 당겨서 뺨에 보조개를 만들며 웃음을 더욱 매력적으로 보이게 한다.

• 큰 광대근

미소 지을 때 사용되는 근육으로 광대뼈에서 시작하여 입꼬리에 닿는다. 입꼬리 당김근육과 마찬가지로 입꼬리를 바깥쪽으로 당기며 광대뼈 위의 피부를 부풀리고 아래 눈꺼풀을 약간 올려주는 역할을 한다.

• 작은 광대근

웃음뿐만 아니라 슬픔을 표현하는 작은 광대근은 눈둘레의 근육섬유에서 시작하여 윗입술에 닿는다. 윗입술을 위쪽과 바깥쪽으로 끌어당긴다.

• 윗입술 올림근

큰 웃음 또는 쾌감을 표현할 때 윗입술을 전체적으로 위로 끌어 올리는 역할을 하며 눈 아래의 위쪽 턱뼈에서 시작하여 윗입술에 닿는다.

• 눈 둘레근

이 근육은 매우 얇은 근육으로 눈꺼풀과 눈주위를 고리 모양으로 둘러싸고 있다. 기쁘게 웃는 표정에서 입꼬리 당김근육과 큰 광대근이 서로 작용하면 눈이 가늘어지며 이 부분이 옆으로 가늘게 주름이 생긴다.

• 추미근 (눈썹 주름근)

눈 둘레근과 코 융기 사이에서 시작되는 근육으로 눈썹을 안으로 모으는 역할을 한다. 눈썹 주름근의 작용으로 사람다운 눈의 표정을 만들 수 있다.

• 볼근

뺨의 안쪽에 위치하는 근육으로 나팔을 불거나 풍선을 불 때처럼 입을 오므리고 공기를 강하게 내뿜을 때도 작용한다. 이 근육은 파안대소를 하거나 소리를 내지 않고 웃을 때도 사용한다.

2. 이임선의 동물웃음운동

1. 동물웃음이 인간의 욕구에 일으킨 변화

인간은 자신과 대화한다.
살이 쪄서 어쩌나? 배가 나와서 어쩌나? 나이 들어 아프면 어쩌나?

스스로에게 묻고 답하다가 건강을 위해 운동을 찾게 되나, 하다가 힘들면 그만두는 이유를 찾고 혼자 답을 구한다.

그렇게 반복되는 과정을 통해 운동은 '힘들다'로 답을 내리지만, 웃음운동은 재미가 있어 힘들어도 재미있다고 말하면서 '재미있다'로 결론 내린다. 그래서 웃음운동은 날이 갈수록 더 많은 사람들이 웃고 또 웃으며 행복해지고, 더욱 건강해 진다.

인간은 이성적이면서도 매우 감성적 존재이다.
살이 빠지려면 얼마나 더 운동을 해야 하는지, 뱃살이 빠지려면 얼마만큼 적게 먹고 칼로리를 줄여야 하는지 처음엔 이성적으로 가늠하려 한다 .

그러나 시간이 지나 먹고 싶은 것을 참으니 스트레스가 쌓여 더 먹는다고 하며 감성적으로 돌아온다. 먹고 싶은 것은 먹어가며 살을 빼겠다고 나약한 결심을 한다.

겨울이 오면 추운 날에는 운동은 더욱 하기 싫어지고, 비오는 날에는 비가 와서 하기 싫고, 더운 날엔 더워서 하기 싫은 이유를 쉽게 날씨에 핑계를 대는 나약한 자신을 볼 수 있다. 그리고 운동하기 좋은 날엔 반드시 또 다른 일거리가 생긴다.

그러다 보니 운동을 생일처럼 어쩌다 일년에 한 두번하는 사람들이 있다. 숨쉬기 운동이 내가 할 수 있는 유일한 운동이 되어 버린다.

인간은 이기적인 존재라서 동물웃음운동이 가능하다.
혹시나, 혹시나 하는 마음으로 웃음운동인 '나이스바디 21' 프로그램에 오게 된다.

인간이란 나이를 불문하고 처음에 의욕을 갖고 웃음운동을 통해 이익을 얻고자 우연한 기회에 참여한다. 사람은 자신의 이기적 욕망, 은근한 욕심을 추구하며 혹시 운동을 하거나 웃음다이어트를 하면 살이 쏘옥 빠지지 않을까 하여 온다.

혹시나, 혹시나 하는 강한 이기심을 가지고 온다. 당연하다. 1달이 지나면 "역시나 별것 없더라"가 아니라 "역시 이임선의 동물웃음운동이 다이어트에 최고" 라고 말한다. 마음의 군살이 쫙~ 빠진다.

웃음다이어트에 여지 없이 "어머나, 어머나"를 외치게 되어있다.
동물웃음운동을 처음 접하는 사람들의 반응은 시간이 지나면 큰 공감을 하게 되고, 때론 서로 경쟁도 한다.

그러나 웃음운동은 경쟁보다는 협동이 필요하며, 자신이나 상대의 단점이 어느덧 장점으로 바뀐 모습에 자신도 모르게 놀라운 감탄사 "어머나"가 절로 나온다.

"어머나, 웃다보니 예뻐졌네!" "어머나, 웃다보니 날씬해졌네!"
"어머나, 웃다보니 애인도 생겼네!"라고 스스로 감탄하게 된다.

2. 동물웃음운동의 매력

나의 감추어진 비밀
의료인이 환자를 두고 섹시함을 느끼는 일은 거의 없다.

"환자에게 섹시함을 느껴서는 안 된다"라는 교육을 받고 1987년에 신입간호사가 되었고 내 나이 24살, 어느 봄날 생애 처음으로 잘 생기고 멋진 남자가 입원을 하러 왔다. 가슴이 뛰면 안 되는데 쿵쾅거렸다. 그 사람이 입원한 병실에 할 일없이 들어가 보고 싶을 만큼이나 관심은 거기에 집중됐다. 그렇게 바쁜 8시간 근무가 끝날 무렵 10시 마지막 바이탈 체크를 하러 갔다가 까무라쳐 뒤로 넘어갈 뻔했다.

세상에 그토록 멋진 남자였던 환자가 가발을 벗고, 내일 수술을 위해 L-tube (코에 기다랗게 넣는 황토색 호스)를 끼고 흰색 천의 반창고를 둘둘 돌려서 콧등과 이마에 붙이고 있지 않는가! 세상에, 세상에 섹시함은 커녕~, 그냥 내가 언제나 돌보던 환자로 다가왔다. 환자였지! 남자가 아니었지! 환자였지! 그렇게 남몰래 쿵쾅거린 심장이 부끄러웠다. 나만 아는 이야기이지만 누구에게 들킨 듯 했다.

캥거루 웃음운동으로 휠체어에서 내려 걸어가기
휠체어를 타는 노인들이 늘어나고 있다.

86년 서울대 병원 내과 105병동에는 휠체어가 2대 있었다. 물품 체크에서 빠지면 안 되는 몸값이 높은 귀한 물건으로 검사실에 모시고 갈 때 사용하는 용도였다.
약 30년이 지난 지금 병동에는 휠체어가 즐비하고, 병원 현관에는 주차장처럼 휠체어 전용 주차장이 마련되어 있다.
휠체어를 타는 사람들은 하나같이 말한다. 무릎이 아파서, 허리가 아파서, 기력이 없어서 한 발자국도 걸을 수 없어서 탄다는 것이다.

한 발자국 떼는 데는 엉덩이 근육, 허벅지 근육, 아킬레스 근육이 꼭 필요하다. 그리고 허리통증은 복근과 척추 기립근을 세워서 허리통증을 잡아야 한다.

한 발자국도 못 걷고 "아이구, 아이구" 허리가 꼬부라지던 이정순 할머니를 살린 웃음이 무릎반사 웃음과 의자댄스 타바타였다. 이것을 좀 더 동물적 웃음운동으로 만든 것이 캥거루 웃음운동이다.

동물웃음운동으로 폐활량 늘려기
웃음운동은 최대 심장박동수의 80%~90%까지 맥박수를 올린다 .

세계보건기구(WHO)는 활동량으로 운동을 측정하고, 중간정도의 운동보다는 다소 격렬한 운동이 건강에 좋다고 한다. 즉 달리기를 하면 달리고 난 뒤 숨이 차서 노래를 부를 수 없을 정도의 운동이 건강에 이롭다고 밝히고 있다. 이곳에 나오는 웃음운동들은 다소 숨이 차고 최대 심장박동수의 80~90%까지 맥박수를 올려 한바탕 운동효과를 낼 수 있는 웃음이며, 장내 가스의 움직임까지 활발하게 잡아주는 최고의 웃음운동이다.

동물웃음운동으로 섹시하게 변신하기
동물웃음운동을 하면 자신도 모르게 근력이 붙는다.

종이처럼 얇아져 볼 품 없던 가슴 앞쪽 대흉근이 가슴열기 웃음과 킹콩 웃음으로 가슴근육이 솟아 오르며 살짝 만져보면 손에 잡힌다. 동물웃음운동은 근육을 섬세하게 붙여 섹시함을 지킬 수 있다.

3. 동물웃음운동의 원칙

펴라, 얼굴근육을 활짝 펴라

▶ 사자 웃음운동과 목도리도마뱀 웃음운동은 얼짱을 만든다.

올려라, 입꼬리를 올려라

▶ 나무늘보와 황금박쥐 웃음운동은 얼짱을 만든다.

세워라, 어깨를 세워라.

▶ 공작새 웃음운동과 달팽이 웃음운동은 몸짱을 만든다.

없애라, 뱃살을 없애라.

▶ 호랑이걸음 웃음운동은 몸짱을 만든다.

▶ 꿀벌 웃음운동은 뇌짱을 만든다.

채워라, 근육을 채워라.

▶ 동물웃음운동 타바타는 몸짱을 만든다.

4. 동물웃음운동의 효과

하루 10분, 4가지 동물웃음댄스로 10년을 더 젊게, 100년을 건강하게 살 수 있다.

웃음은 얼굴 근육을 통하여 웃음소리를 끌어낸다. 80여개의 얼굴 근육이 활짝 열려야 뇌가 가장 안정된 상태가 되고, 뇌의 명령에 따라 움직이는 근관절이 말랑말랑 해진다.

근관절의 움직임에 따라 뇌는 더욱 자극을 받게 되고,
자극 받은 뇌는 근육의 특성을 살려 탱글탱글한 몸짱을 만든다.

• 쇠똥구리 웃음으로
  목과 머리를 시원하게 만들고

• 황금박쥐 웃음으로
  어깨와 얼굴을 활짝 열어 광대가 승천하는 느낌으로 몸 전체를 스트레칭하고,

• 지렁이댄스로
  대나무 같이 뻣뻣한 몸을 부드럽게 만들고

• 황제펭귄 웃음으로
  허벅지 근육이 불끈 타오르게 허벅지 강화 훈련을 시작하자.

5. 내가 경험한 동물웃음운동

몸무게의 변화

나는 웃음을 만나기 전에는 꽃돼지였다. 몸무게가 지금보다 16kg이 더 나갔다. 지금 55살, 56kg로 정상 몸무게를 14년째 유지하고 있다.

41살에 만난 웃음은 내 삶을 송두리째 바꾸었고, 앞으로의 시간이 더욱 기대된다. 앞으로도 20년간 가장 유치한 웃음, 순수한 웃음, 해맑은 웃음을 만들어 낼 것이고, 최종 목적은 절대로 웃지 않는 우리나라 어른, 남자 어른들을 어린아이처럼 천진난만하게 웃게 할 것이다.

신비한 체험

나의 웃음치료가 멈추지 않고, 달팽이처럼 끝까지 갈 수 있었던 것은 우리 아버지의 건강 회복과 우리나라 최초의 서울대 병원에서 만난 8분의 암 환우 웃음자원 봉사자 덕분이다.

친정아버님은 대장암 말기에 5년 뒤에는 폐암으로 한쪽 폐를 제거하는 수술까지 받으셨다. 하지만 웃음치료교실에서 웃음으로 새로운 삶을 찾은 이경수 님이 아버지의 웃음친구가 되어 주셨다. 꼬박 1년 만에 웃음보가 터져, 등줄기에 땀이 나도록 웃고 나면 등산을 다녀온 듯 온몸이 개운하다 하셨다.

암 환우 분들은 항암제 맞는 동안 어느 곳에도 마음을 붙들어 둘 수가 없어 암 병원 웃음교실에 우연히 왔다가 웃음을 만나 회복에 도움을 받았고, 웃고 난 뒤 자신의 몸과 마음이 완전히 달라진 그들은 스스로 웃음자원 봉사단이 되었다.

현재까지 아름다운 웃음봉사를 나누고 계신다. 웃으면 웃을수록 더욱 건강해지고, 날로 행복해지는 그들은 이렇게 말한다. "암을 알고 나서야 진짜 삶의 의미를 알았고, 웃음을 만나고 난 뒤에야 진짜 행복이 뭔지 알겠다" 한다. 행복이 내 발밑에 있음을 알아 세상의 모든 것들에 감사할 수 있고, 감사가 바로 웃음인 것을 알아, 늘 감사하는 마음으로 그들은 환자에게 아름다운 웃음을 나누고 있는 것이다.

용감한 모험

퇴사와 함께 나를 이끈 단어가 바로 모험이다.

모험은 두려움에 맞서는 용기를 필요로 했다

55살에 서울대 병원을 나오지 않았다면 모른다는 사실 조차 알지 못하고 그냥, 그냥 8년은 더 다녔을 것이다. 왜? 매번 아는 것만 하면서 뭐를 모른다는 사실조차 깨닫지 못하고 매번 아는 것만 할 수 밖에 없었고, 그것이 가장 편안했으니까.

이 좋은 직장을 그만두고 가장 못하는 공부를 하겠다고 30년만에 다시 책가방을 든 나는 모험이고 도전이었다. 불안하기도 했지만, 이때가 아니면 언제 이토록 처절하게 나를 알 수 있을까 싶었다.

여러분도 지금 톰 소년의 모험처럼 설레이는 마음으로 동물웃음운동에 뛰어 들어도 늦지 않다.

진지한 탐험

동물웃음운동은 신선한 탐구의 기회를 선물한다

탐험을 떠나기 전에 나는 탐구자의 자세로 나의 웃음을 연구하려 한다 .

누구에게 알리기 전에 내가 무엇을 모른다는 사실을 깨닫고 나니 알고 싶었고,

알아가는 이 맛이 세상에 가장 큰 맛임을 알았다. 지금도 동물의 짝짓기 웃음운동 외에는 다른 어떤 것에도 관심이 없다.

그냥 내가 하려는 웃음운동이, 섹시한 동물웃음으로 절대로 웃지 않는 남자들을 환하게 어린아이처럼 웃게 하고 싶었다. 나의 웃음은 모험과 탐험을 위한 웃음운동이 될 것이다. 짝도 챙겨 줄 것이고, 뭐든지 섹시한 웃음운동으로 저절로 웃음이 비집고 나와서 빵 터지게 할 것이다.

빵빵 터지는 웃음빵집을 통해 최상의 맛, 최상의 기쁨을 맛 볼 수 있는 공간을 만들 것이다.

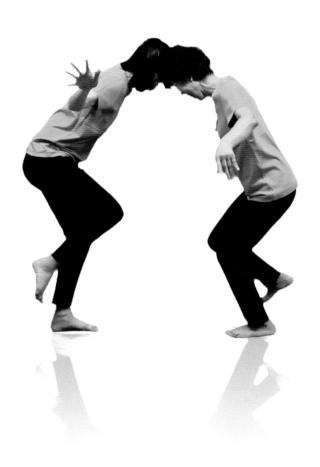

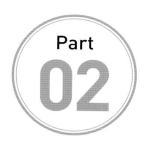

Part

02

똘망똘망 뇌짱
동물웃음

1. 뇌를 똘망똘망하게 만들기

1. 뇌의 정신적 나이

지금 당신이 예쁘다고 느끼고 있다면, 자기가 괜찮은 사람이라고 믿고 있다면 치매는 아니다.
숨만 쉬어도 근육이 생기는 20대~30대를 지나, 숨만 쉬어도 근력이 빠지는 중년이 된다. 그리고 배울 것이 없다고 생각할 때부터 뇌의 노화는 시작된다.

어쩌다 나이 60의 중년이 되면 초롱초롱하던 눈망울은 초점이 흐려져 버렸고, 똘망똘망하다는 소리를 들어본지도 오래 되었다. 어느 한곳도 예전의 모양을 지니고 있지 않으니 성형을 해서라도 젊음을 유지하고 싶은 것이다. 그런데 몸에 신경쓰는 동안 진짜 노화가 진행되는 곳이 바로 뇌다.

여자는 자기가 예쁘다고 믿고 살고, 남자는 자기가 괜찮은 사람이라고 믿고 산다. 그러다가 문득 예쁘다는 소리는 또 언제 들어보나 생각이 안 난다. 그러다가 치매가 오면 이런 생각이 없어진다.

치매의 첫 증상 중에 하나가 자신을 꾸미지 않는다. 머리를 감지 않으려 하고, 곱게 화장을 하던 모습이 없어진다. 귀찮아지는 것이다. 여자는 여자이기 때문에 예뻐야 한다고 하는 믿음이 사라진다.
남자는 남자다움을 잃어버리고 우두커니 무엇을 해야 할지 모르고 오직 배고픔만 느끼고 밥차려 오라고 소리친다.

2. 웰 에이징 (well-ageing)

건강한 신체에 건강한 정신을 담고 건강한 웃음을 끌어내는 사람이 웰 에이징, 곱게 나이 듦이다. 나이 들어 미룰 수 있는 것은 아무것도 없다.
지금부터 섹시하고 배꼽 떨어져 나가는 동물웃음운동을 시작하자. 3주후에
"너 지금 행복하니?"라고 자신에게 물어보라. "행복하다"고 말해올 것이다.

최근에 당신은 당신의 생각을 뛰어넘어 박장대소하며 큰 웃음을 지어 보았는가?
큰 웃음소리를 놓아버리고, 근력을 잃어버리면 어떻게 될까?
공원을 거니는 시간보다 병원 외래나 약국 의자에 앉아서 내 이름이 불려질 때까지 마냥 대기하는 시간이 더 길어질 것이다.

동물웃음운동은 운동의 효과와 웃음의 효과가 동시에 있기에 웰 에이징에 큰 몫을 한다. 웰 에이징은 웰니스의 의미를 포함한다. 웰니스란 건강함과 아름다움을 말한다. 건강하되 웃음이 전혀 없는 사람은 조각상 같은 사람으로 늘 차갑고 외롭다.

동물웃음운동은 올림픽 종목이 아니기에 최초도, 최고도 필요 없다. 다만 최선을 다하고 스스로 최상의 기쁨을 누리면 된다. 동물웃음운동을 시작한지 21일 쯤 되었을 때 스스로에게 물어보라. "너 행복하니?, 너 20년 동안 잘 웃을 수 있니?" 이 질문에 "예"라고 대답할 수 있다면 "아니오"라고 말하는 사람들보다 10년을 젊게, 100년을 건강하게 살 수 있다.

3. 웃음 100% 충전으로 안티 에이징

동물웃음운동으로 100% 웃음을 충전하여 안티 에이징하자. 웃음보의 크기와 근력은 나이를 따지지 않는다. 그러나 꼭 본인이 노력해야 한다.

웃음으로 스트레스를 풀어야하는 이유는 다음과 같다.
스트레스를 받으면 콩팥 끝에 붙어있는 부신에서 스트레스 호르몬의 일종인 코티졸의 분비가 급증하게 된다. 혈당이 상승하게 되고 과도하게 분비되는 인슐린 호르몬은 우리 몸에 노화를 촉진시킨다.

즉 노화와 질병 진행이 빨라지고 뼈와 근육이 약해진다. 또한 뇌세포의 인슐린 신호 활동 감소는 노화 속도를 늦추고, 스트레스는 이와 반대로 노화 속도를 빠르게 한다. 운동을 죽지 못해서 하면 더 많은 스트레스 호르몬이 혈관 전체를 타고 흐른다. 이런 운동은 독이 될 수도 있는 것이다.

그러나 즐거운 동물웃음운동은 혈중 인슐린 수치를 낮추고 면역력을 높이며, 입꼬리가 올라가고 동안이 된다. 21일간의 웃음운동으로 새로운 베이비 뉴런을 만들고 나면 새로운 습관이 생기고, 12주가 지나면 중년의 몸도 근육이 생기고 나이스 바디가 만들어진다.

4. 뇌의 근력 키우기

나이가 들으니 웃을 일이 없고, 당장 해야 할 일도 잊어버려 걱정이다.
웃을 일을 만들어 웃으면 뇌가 자극을 받고, 자극 받은 뇌는 마음의 근력을 키운다.

무병장수를 위한 3가지 비결은 무엇일까요?

경기도 곤지암 유정리 5개 부락의 198명의 주민에게 물었더니 적당한 운동, 배우고 싶은 마음, 그리고 끊임없이 웃는 일이라고 했다. 100세 건강노인의 특징에서 빠지지 않는 요소가 바로 "긍정적인 성격"과 "함께 잘 웃는다."는 것이다.

뇌가 곧 마음이며, 마음의 근력을 키우고 웃을 일을 만들려면 배고픔(Hunger), 외로움(Loneliness), 피로(Fatigue) 3가지를 제대로 조절해야 한다.

배고픔 조절하기

배고픔을 느끼지 않게 아침을 꼭 챙겨 먹어라. 뇌는 포도당을 에너지로 사용하기 때문에 배가 고프면 쉽게 화가 나고, 화가 나면 절대로 웃어지지 않는다.

화가 나는 데도 웃는 사람은 더 화가 난다. 절대로 화가 나면 웃지 말고 간식이라도 먹어라.

외로움 피하기

아침에 처음 만나는 사람과 아침 인사를 나누어라. 처음 만나는 사람과 웃지 못하면 다음 사람을 만나도 웃음이 쉽게 나오질 않는다. 그러다 보면 하루 3번 웃기 쉽지 않다.

외로운 사람은 건강하지 못할 뿐 아니라 살이 쉽게 찌고 우울하며, 웃을 일이 없다. 사람은 사회적 동물로서 관계를 맺고 있을 때 건강하고 행복하며, 살아가는 행복감을 느낀다. 관계망이 좋은 사람일수록 행복하다고 느끼고, 건강하게 살아간다.

피로 털어내기

피로는 제때 풀어야 한다. 피로는 만병을 불러오는 감기와도 같다. 감기는 쉬어야 좋아지 듯이 피로도 깊이 자야하고, 가벼운 운동을 같이 해야 쉽게 풀린다.

여기서 가벼운 운동이란 거실에서 '어머나~'소리지르며 펭귄걸음으로 걸어가 보는 것이다.

5. 뇌짱 동물웃음운동의 약리적 효과

▶ 행복감 Up -> 스트레스 down
▶ 근력 Up -> 체지방 down
▶ 건강(에너지)UP -> 신체 나이(피로감) down

세포 손상을 억제

운동은 뇌세포의 손상을 회복시키고 보호하는 역할을 하는 BDNF(뇌신경 영양인자)라는 물질의 분비를 도와 뇌 건강에 도움을 준다.

근육량이 증가

성인남성의 경우 체중의 약 45%, 여성은 체중의 약 36%를 차지한다.
근육이 있어야 신진대사율을 높여 체중을 줄일 수 있고, 근육량이 많을수록 근육을 유지하기 위해 더 많은 칼로리가 연소된다.
1Kg의 근육이 늘면 1달에 체중을 1.5 Kg 뺄 수 있다.

신체대사 촉진

신체 대사를 촉진하고 아름다운 몸매, 건강한 몸과 마음을 유지한다.
신체 이미지가 좋아지고, 사회활동에 자신감이 생기며, 자아존중감이 높아진다.

섹시한 복근 형성

연동운동 증가로 변비가 해소된다.

내장지방은 감소하여 심장 및 뇌졸중 발생이 줄어든다.

복근이 강화되어 허리통증이 감소하고 정력도 강화된다.

웃음약 복용 후 부수적 효과

1달 정도 동물웃음운동을 하면 이외에도 나타나는 효과로 어깨, 무릎, 허리 통증이 사라진다.

이는 파스 효과와 속이 뻥 뚫리는 박카스 효과가 동시에 나타나 몸이 활기를 찾는 것을 느낄 수 있다.

2. 뇌짱 동물웃음운동

1. 쇠똥구리 웃음운동

1. 쇠똥구리 이야기

이집트 쇠똥구리와 진왕 쇠똥구리는 인간이 보면 특이하고 경이롭기까지 하다.
똥 경단 끝에서 45도로 물구나무를 서서 뒷다리를 수축하며 동시에 배 아래 쪽
에서 성 호르몬을 내뿜어 공기 중으로 퍼뜨린다.
이때 암컷이 유혹당하여 짝짓기가 성공하면 함께 굴려온 똥 경단을 땅에 묻고 그
곳에 알을 낳는다. 얼마나 깜찍한가!

한국 사람은 똥 꿈을 매우 좋아한다. 꿈에 똥을 보면 복권을 사려 한다.
꿈속의 똥이 아니라, 실제 똥에는 뭐가 살고 있었을까?
우리나라에는 쇠똥구리, 왕 쇠똥구리, 꼬마 쇠똥구리 등 3종류의 쇠똥구리가 산다.
쇠똥구리의 이름은 소똥을 굴린다는 데서 붙여진 이름이다.

마지막으로 쇠똥구리가 발견된 것은 1971년으로 이야기 하고 있다.
학계에서는 40년 넘게 발견되지 않아 사실상 멸종된 것으로 간주하고 있다하니 그
토록 흔하게 굴러다니던 쇠똥구리가 멸종일지 모른다는 생각에 잠시 안타까움이
몰려온다.

쇠똥구리는 6~7월에 소똥을 넉넉하니 저장한다.
쇠똥구리는 물구나무를 서서, 가운데 다리와 뒷다리로 방향을 잡고,
똥을 굴려서 자기 집으로 간다.
쇠똥구리는 아침 일찍부터 저녁 늦게까지 똥을 동그랗게 쉴 새 없이 굴려 빚어 저
장한다. 소똥을 굴릴 때는 두 마리가 같이 굴린다.

가는 중간에 어떠한 장애물이 나타나도 똥을 버리지 않는다.
가파른 언덕길을 오르다가 똥 덩어리 무게가 무거워 뒤로 굴러 떨어질려고 해도
똥 덩어리를 놓지 않고 끝까지 지킨다.
더운 여름에는 시원한 곳에서 피서를 즐기며,
저장한 소똥을 한 조각씩 떼어 아주 맛있게 먹는다.

어떻게 굴리고 갈까?
바로 빛을 감지해서다.
햇빛 또는 달빛 심지어 은하수 별빛에 의지해서 어디로 똥을 굴려서 가야할 방향
을 잡고, 잘 굴려서 집으로 가져간다.
가져간 똥 덩어리는 식량으로 쓰며, 알을 낳으면 신혼집으로 사용한다.

2. 쇠똥구리 웃음운동 즐기기

🎵음원: 바라 빠빠

QR코드를 찍으면
웃음운동 동영상을
볼 수 있습니다.

● **운동 효과**

쇠똥구리 웃음운동은 목, 뇌, 정수리를 자극하여 뇌 주변의 혈액 순환을 증가시키는 웃음운동이다.

쇠똥구리는 똥을 만들어서 손에 딱 잡게 되면 물구나무를 서서 절대로 놓치지 않고 집으로 끌고 가는데 그 모습을 상상하며 목을 풀고 뇌에 자극을 주어 보자.

최소한 20초 정도 하다보면 커다란 웃음소리, 즐거운 웃음소리와 함께 여러분들이 상상하지 못했던 웃음을 만난다.

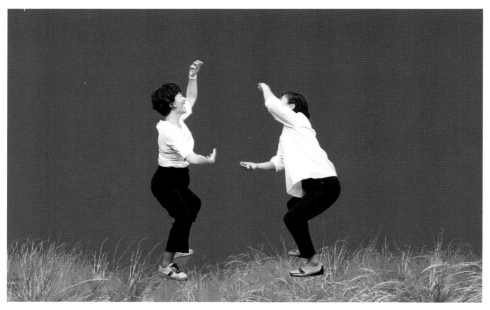

1단계 두 손으로 소똥 뭉치기

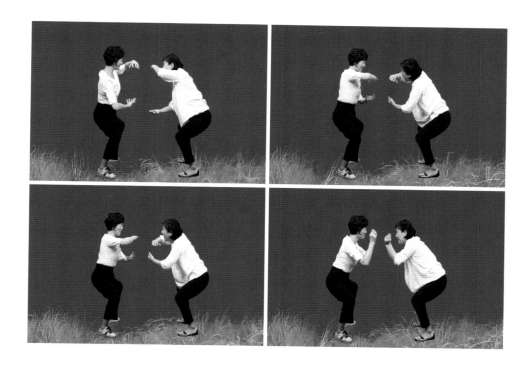

1단계 두 손으로 소똥 뭉치기

▶ 두 팔을 가슴 앞으로 약간 뻗어서 손바닥을 아래 위로 마주보게 한다.
▶ 음악에 맞추어 안에서 손목을 서로 돌리면서 밖으로 굴러나간다.
　그리고 다시 안으로 감아 들어온다.
　손을 조금 가까이 모아 점점 더 크게 팔을 벌리며 둥글게 굴린다.
　다시 안으로 작게 말아서 들어온다. 이 동작을 여러 차례 반복 한다.
▶ 빠르게 돌리다, 느리게 돌리기도 하고, 꾹꾹 뭉치기도 하며,
　서로 마주보면서 즐겁게 반죽을 한다.
▶ 건강박수를 접목하여 두 주먹으로 마주치며 손목을 치고,
　손바닥 박수, 손가락 마주치기, 손바닥 날개치기를 하며 똥을 단단하고 둥글게
　만들며 웃음소리를 더한다.

2단계 머리를 맞대고 밀면서 앞뒤로 걷기

▶ 머리를 맞대고, 앞뒤로 걸어간다.
　한사람은 앞으로, 다른 한사람은 뒤로 걸어간다.
　처음엔 천천히 서로 밀면서 가다가, 이때다 싶을 때 서로 빠르게 앞뒤로 걸어갔
　다가 뒷걸음질 하여 다시 오는 것이다.
▶ 약간의 힘을 가하여 뒤로 밀려나지 않으려 하며 서로 밀어내어 다리 운동을 한
　다. 약 20초~30초 정도 유지한다.

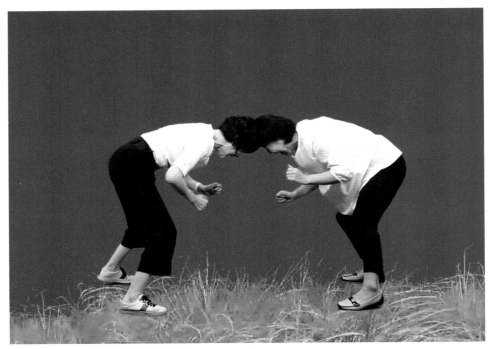

2단계 **머리를 맞대고 밀면서 앞뒤로 걷기**

▶ 머리를 맞대고, 양발을 옆으로 하며 번갈아 스텝을 밟는다.
또한 앞으로 밀고 갔다가 다시 뒤로 밀려나 보기도 한다.

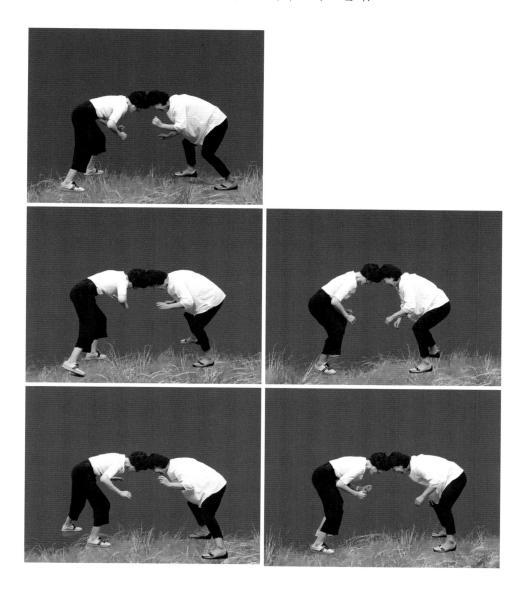

3단계 (와이드 S자) 와이드 스쿼트 자세 - 옆으로 걷기

마무리 웃음을 지으며 구애를 할 때다.

▶ 와이드 스쿼트에서 깊이 앉아서 서로 마주보고 두 팔로 큰 똥 덩어리를 안고
　옆으로, 옆으로 천천히 한발씩 걷는다.
▶ 즉 좌로 4발자국 또는 8발자국 걸어가고,
　다시 오른쪽으로 4발자국 또는 8발자국 움직인다.

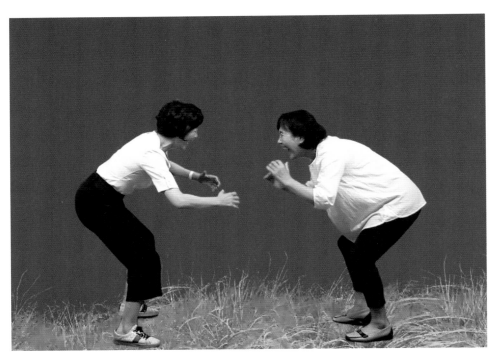

3단계 와이드 스쿼트 자세-옆으로 걷기

▶ 다리가 아파서 더 이상 버티지 못하고,

　먼저 일어서는 사람이 수컷이 되어 엉덩이를 높이 치켜들고 크게 웃어준다.

▶ 마무리는 언제나 마주보고 박장대소를 한다.

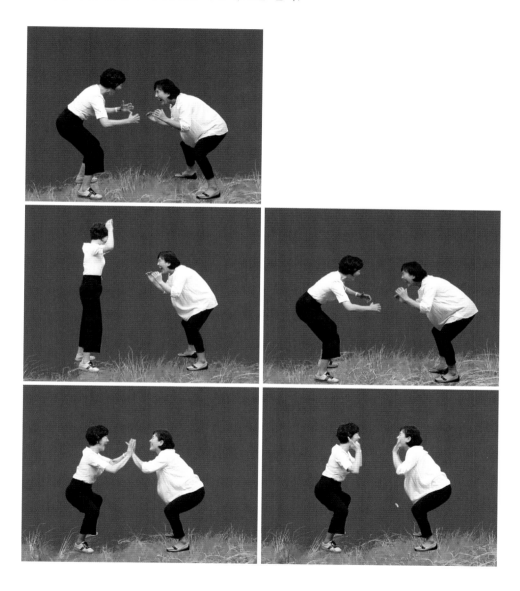

2. 참매미 웃음운동

1. 매미 이야기

● 매미에 대한 전설

옛날에 과거 공부만 하던 가난한 선비가 있었다.
그의 아내는 논에서 일을 해서 근근이 살림을 꾸려갔다. 양식도 아내가 꾸려야 했다. 그러던 어느 날 소나기가 왔고, 멍석에 널었던 곡식이 다 씻겨 떠내려가 버렸다. 하지만 선비는 공부하느라 그런 줄도 몰랐고, 아내는 화가 나서 그만 집을 나가고 말았다.

이후 선비는 과거에 급제하여 금의환향했을 때 집을 나간 아내와 마주쳤지만, 남편은 아내를 쉽게 용서하지 못했다. 아내가 용서를 빌며 남편을 붙잡았다.
그러자 남편이 기장과 조를 길가에 잔뜩 쏟아놓고는 그것을 주워 담으라 했다.
용서할 마음이 없었던 것이다.

아내가 열심히 조를 주워 담고 있는 동안 남편은 떠났다. 그러나 아내는 포기하지 않고 기장과 조를 모두 주워 담았다. 아내는 힘에 겨워 기절을 하고, 그대로 죽고 말았다.
그 순간 아내는 매미로 변신을 했고, 옆에 있는 커다란 미루나무로 올라가
'매암매암' 하고 계속 울었다는 전설!

● 매미 알아보기

지구상에는 3,000 여종의 매미가 있고, 우리나라는 현재 23종류의 매미가 알려져 있다. 참매미, 말매미, 쓰름매미, 소요매미, 산깽깽매미, 풀매미, 두눈박이 좀매미 등이 있으며, 이중 최고의 매미는 참매미이다.

전설의 이야기와는 달리 매미는 수컷만 운다. 암컷은 나무에 구멍을 뚫고 알을 낳기 때문에 발성기관 없이 산란기관으로 채워져 있어 울지 못한다. 누군가에게 잡히게 되면 귀가 터질 정도로 비명을 질러대는 수컷과 달리, 암컷은 소리도 못 내고 그저 발버둥만 친다.

17년을 기다려온 매미는 약 일주일간 애절한 매미 울음소리로 구애를 한다. 매미는 느티나무에서 짝짓기를 하고 알을 낳고, 울음소리가 끝나면 흔적도 없이 사라진다. 매미는 떠도는 구름이 해를 가리면 잠시 울음을 멈추었다가, 해가 나면 다시 참으로 열심히 노래한다.

동네 입구에 서 있는 느티나무는 농사짓는 사람들을 기억하며 봄에 새싹을 티운다. 새싹의 움을 보며 농부는 볍씨를 뿌릴 때를 알았고, 느티나무 잎의 크기와 뿜어져 나오는 푸른 빛깔로 고추 모종할 때와 호박씨 모종할 때를 알았다.
느티나무 잎 소리에 비바람의 세기도 알았던 것이다. 느티나무는 여름에 매미 소리와 함께 타올랐고, 가을에는 느티나무 잎이 떨어지는 속도에 맞추어 가을추수를 하였다.

2. 참매미 웃음운동 즐기기

🎵음원: 샤방 샤방

QR코드를 찍으면
웃음운동 동영상을
볼 수 있습니다.

● 운동 효과

참매미 웃음운동은 자신이 알지 못했던 자신의 웃음소리를 찾아보는 웃음운동이다. 매미 소리가 크면 클수록 뜨거운 여름임을 알려주듯이, 우리는 웃음소리를 크게 할수록 스트레스를 해소할 수 있다.
느티나무를 생각하고, 느티나무 밑에 앉아 있는 기분으로 참매미 웃음운동을 하며 웃음소리의 볼륨을 최대한 올려보자.

● 준비 자세

3인을 한 조로. 한 사람씩 웃음 소리 또는 매미 소리를 내서 소리가 가장 큰 사람이 수컷 매미가 되고, 다음 사람은 나무가 되고, 소리가 가장 작은 사람은 암컷 매미가 된다.

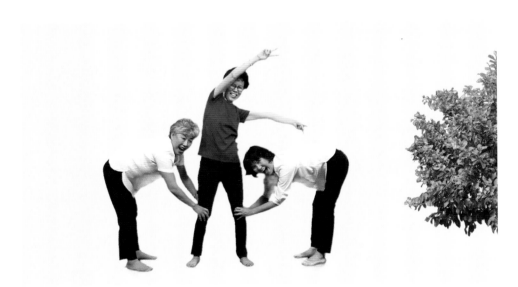

1단계 바람에 흔들리는 고목 그리고 매미 두마리

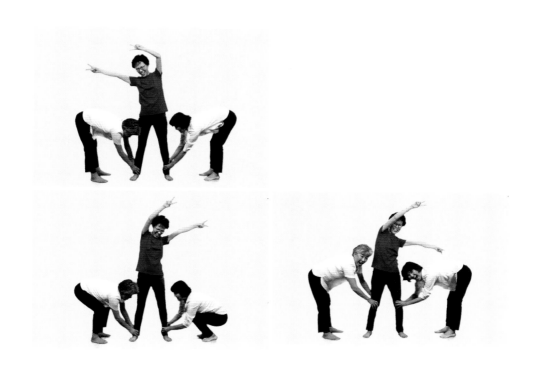

1단계 바람에 흔들리는 고목 그리고 매미 두 마리

▶ 고목으로 정해진 사람은 큰 고목나무가 되어,

1,000년을 지켜온 느티나무처럼 두 다리와 두 팔을 최대한 높이 넓게 벌린다.

▶ 바람이 불면 손끝만 빠르게 돌리거나 좌우로 크게 흔든다.

▶ 매미 두 마리는 나무 밑에 앉아서 나무 발목을 붙잡고,

엉덩이를 뒤로 완전히 내밀고 올렸다 내렸다 한다.

다음은 나무 무릎을 붙잡고 20번 반복한다.

2단계 수컷 매미를 찾아 움직이는 암컷 매미

▶ 수컷 매미와 암컷 매미로 나누어,
　암컷은 고목나무에 붙어 옆구리를 콕 찌르거나 간지럼을 태운다.
　고목나무를 조심스레 탐색한다. 이때 고목나무는 간지럼도 참아내야 한다.
▶ 수컷은 나무에 붙어서 마음껏 운다.
　암컷 매미가 찾아가면 어떤 방법으로든 신호를 보낸다.
　가까이 오면 더 크게 웃음을 토해낸다.

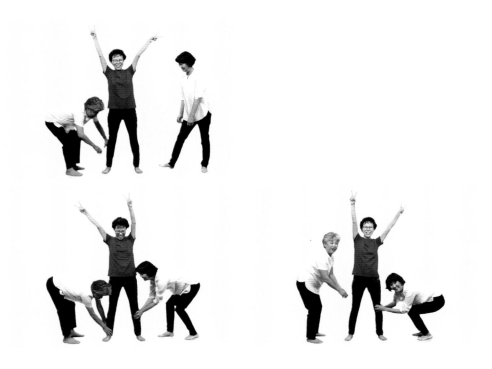

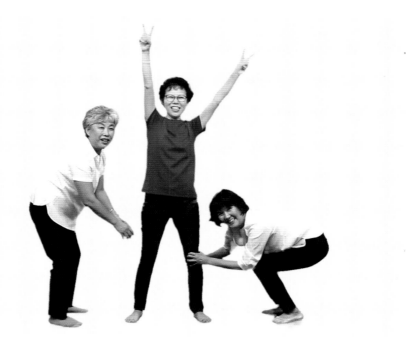

2단계 수컷 매미를 찾아 움직이는 암컷 매미

▶ 암컷은 수컷 매미의 웃음소리가 작다고 느끼면 꼬물꼬물 자리를 옮겨가며 발을
   구르거나 웃음소리로 신호를 보내고,
   떠나려는 암컷을 잡으려는 수컷 매미의 웃음소리를 더 크게 끌어낸다.

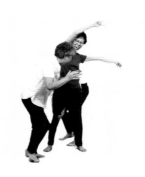
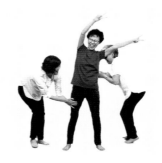

3단계 암컷과 수컷 매미의 짝짓기

▶ 수컷 매미의 웃음소리가 마음에 든다면,
   드디어 암컷이 수컷 뒤에 가서 달라붙는다.
▶ 10초 이상 나무 뒤에서 수컷 매미와 암컷 매미가 등에 업히거나 등을 맞대고 마
   음껏 웃음소리를 낸다.
▶ 수컷은 등 뒤에 있는 암컷을 보고자 서로 몸을 돌려가면서 서로의 얼굴을 확인
   하며 여러 차려 크게 웃는다.
▶ 마무리는 언제나 마주보며 박장대소를 한다.

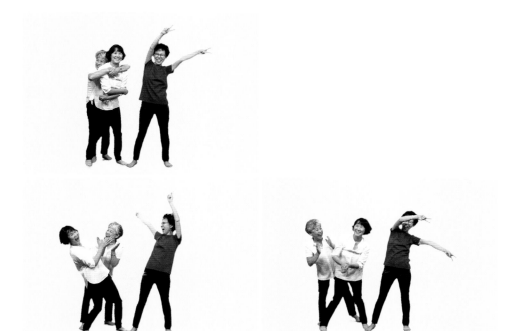

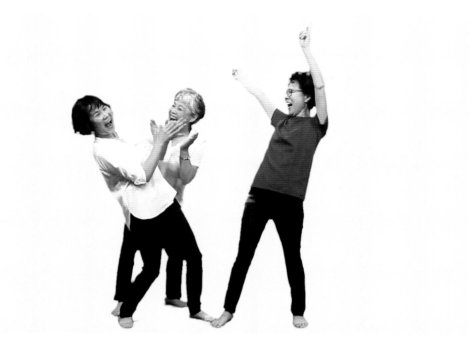

3단계 암컷과 수컷 매미의 짝짓기

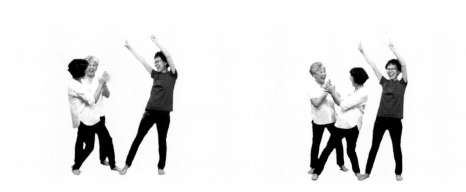

3. 장닭 웃음운동

QR코드를 찍으면
웃음운동 동영상을
볼 수 있습니다.

1. 장닭 이야기

삼복더위에는 입술 끝에 붙은 밥알 한톨도 무겁다.

이제는 영양이 넘쳐서 병을 불러오는 시대이지만,

우리는 오래 전부터 삼계탕, 장어를 보양식으로 즐겨 먹었다.

삼계탕속 장닭이 되어 웃어보자.

2. 장닭 웃음운동 즐기기

● 운동 효과

장닭 웃음운동은 장닭이 아침을 여는 것처럼 우리도 웃음소리로 아침을 열어 보자는 것이다.

암탉이 "꼬끼오"하고 울어주면 "아~ 잘잤다!"는 소리로 시원하게 가슴을 연다.

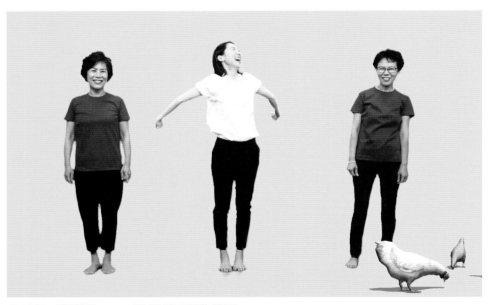

1단계 **꼬끼오~~~ 장닭이 크게 운다.**

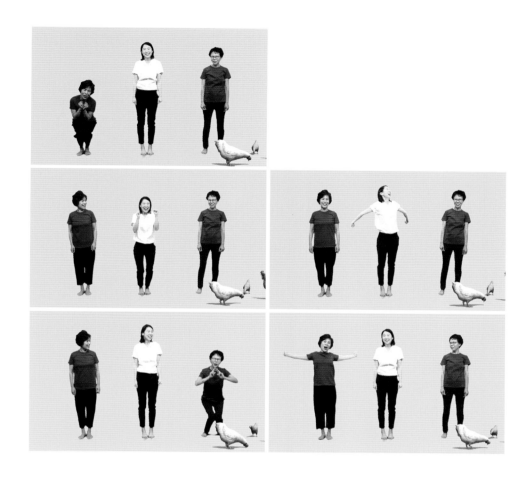

1단계 꼬끼오~~~ 장닭이 크게 운다.

▶ 새벽 달빛을 뚫고 새벽잠을 깨우는 우렁찬 장닭의 울음소리를 질러본다.
  고개를 숙이고 있다가 두 팔을 벌리며 본인이 내고 싶은 소리로 "꼬끼오~호호
  호" 10초 이상 지른다.

▶ 이 소리를 듣고 난 뒤. 기지개를 켜고 일어나 듯 "아, 잘 잤다"소리치며 기지개를
  쫘악 편다.

▶ 여럿이 모여 있다면 한사람이 "꼬끼오"를 외치고, 모두가 "아, 잘 잤다"를 마음
  껏 외치며 기지개를 편다. 한사람씩 돌아가며 장닭 웃음소리를 들어봐도 좋다.

2단계 누가누가 내 계란 몰래몰래 훔쳐가~~~

알 낳은 암탉, 누가누가 내 계란 몰래몰래 훔쳐가, 안 들려 안 들려!

▶ 암탉 한 마리를 두고, 두 마리 장닭의 울음(웃음)소리를 크고 길게,
　점점 더 크고 길게 뽑아내는 것이다.
▶ "누가누가 내 계란 몰래몰래 훔쳐가"라고 외치고,
　다른 팀은 "안 들려, 안 들려"라고 외친다.
　이 때 다른 한 사람 또는 한 팀은 낮은 '도'음에서 시작하여 가장 높은 '미'까지
　올라가는 형식으로 한 옥타브씩 올라가는 웃음소리다.

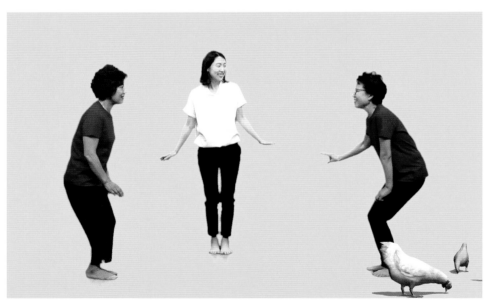

2단계 누가누가 내 계란 몰래몰래 훔쳐가~~~

56

▶ "누가누가 내 암탉 몰래몰래 훔쳐봐"
  라고 외치고,
  다른 팀은 "안 봤어, 안 봤어" 라고
  외친다.

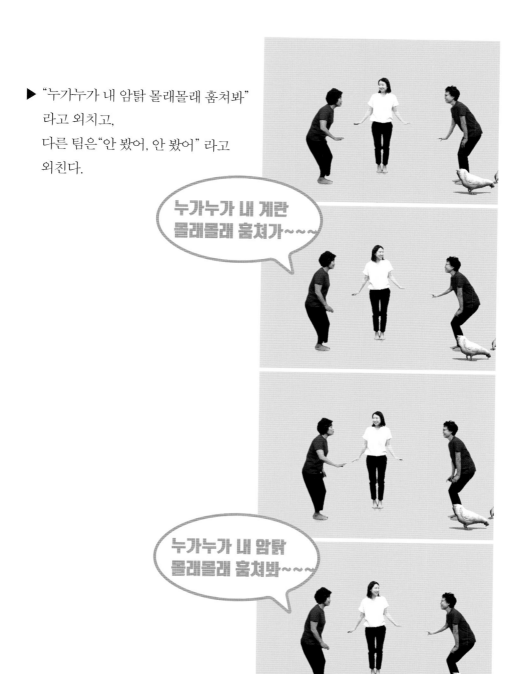

3단계 개한테 쫓기다 지붕 올라간 암탉

▶ 암탉이 알을 낳고 울어주는 웃음을 상상하며 각기 다른 소리로 자기 자신을 뛰
  어넘은 색다른 웃음소리를 낸다.
  서로 업어주거나 모이를 쪼며 춤을 추다가 '알 낳은 암탉'이라 외치면,
  알 낳은 암탉이 날개 짓을 파닥거리거나 목을 빼며 "꼬꼬댁, 꼬꼬" 소리를 내며
  이리 저리 걸어 다닌다.
▶ 개한테 쫓기다 지붕에 올라간 암탉이 외치면,
  개한테 쫓기다가 물리기 직전에 지붕위로 올라가서 웃는 닭처럼
  세상에 존재하지 않는 다양한 닭 웃음소리를 낸다.
▶ 옆에 의자나 계단이 있다면 사뿐히 올라가 날개를 파닥거리며,
  실제 놀란 닭이 되어 파닥거리며 웃어본다.

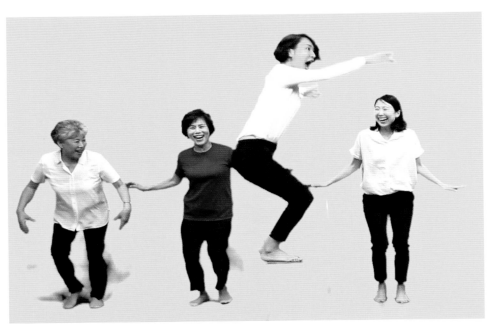

3단계 개한테 쫓기다 지붕 올라간 암탉

▶ ' 목욕하고 나온 암탉'이라 외치며,
목욕하고 나온 암탉처럼 요염하게 "앙~~~"하고 웃는 닭 웃음소리를 내면서
온몸을 비튼다.

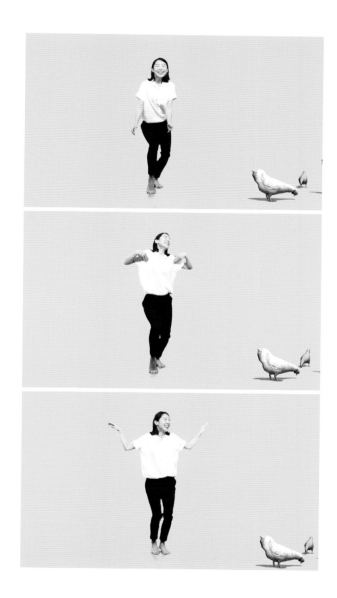

4. 수풀떠들썩 팔랑나비 웃음운동

1. 수풀떠들썩 팔랑나비 이야기

암컷 나비는 페르몬을 방출하여 수컷 나비를 유혹한 후, 수컷 나비가 부실한지 튼튼한지를 알아보기 위해 멀리 날아 간다. 수컷이 튼튼해서 마음에 들면 암컷은 사뿐히 꽃잎에 날개를 접고 앉는다.

배추 흰나비와 노랑나비는 다정한 친구지만 습성이 꽤나 다르다. 배추 흰나비는 온순하다. 애벌레일 때 배추를 먹고 자라서 배추 흰나비다.
노랑나비는 민첩하고 활발하다. 자운영꽃, 할미꽃, 민들레꽃 등을 양지바른 곳에서 숨바꼭질 하듯 날아다닌다.

나비들의 날개에는 동종의 나비끼리만 알아 볼 수 있는 자외선을 방출하여 10리 밖에서도 서로를 알아 볼 수 있다. 남산 꼭대기에서 수컷이 날고 있고 경복궁 안뜨락에 암컷이 날고 있으면 서로 알아보고 날아온다.

암컷은 페르몬을 방출하여 수컷을 유혹하고, 수컷이 날아오면 암컷 나비는 싫어한다. 날아가는 암컷 나비를 수컷은 끝까지 쫓아서 날아간다.
암컷은 수컷 나비가 부실한지 튼튼한지를 알아보기 위한 것이다.

수컷이 튼튼해서 마음에 들면 암컷은 사뿐히 꽃잎에 날개를 접고 앉는다. 수컷도 나란히 날개를 접고 더듬이로 부비부비 한다.

수컷은 짝짓기가 끝나면 최후의 순간을 맞고, 암컷은 알을 낳고 죽는다.
나비는 알을 낳을 곳과 알에서 깨어난 새끼가 먹을 것을 찾아 헤매느라 날개가 너덜너덜해진다. 암컷을 찾아 구애를 하고, 먹을 것을 찾는 마음을 웃음으로 형상화하였다.

2.수풀떠들썩 팔랑나비 웃음운동 즐기기

QR코드를 찍으면
웃음운동 동영상을
볼 수 있습니다.

● 운동 효과

수풀떠들썩 팔랑나비 웃음운동은 어깨 관절 뿐만 아니라,
림프액 순환에 도움이 된다.
노랑나비와 흰나비는 성격에 따라서 흰나비가 우아한 날개짓을 한다면,
노랑나비는 매우 민첩하게 날아다니는 것에서 형상화한 웃음 기법이다.

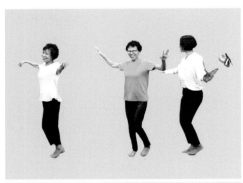

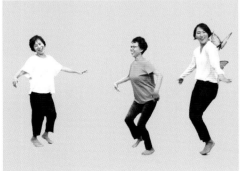

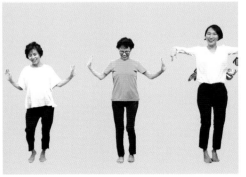

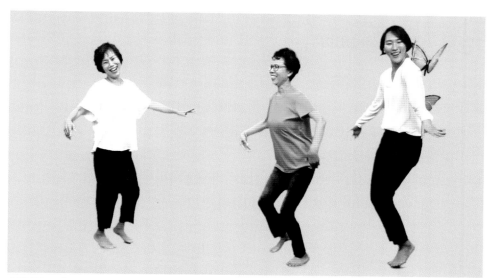

1단계 수풀떠들썩 팔랑나비들의 날개짓

▶ 수풀떠들썩 팔랑나비 웃음으로 양팔을 반쯤 벌리고 "어머나"소리를 내면서,
   오른쪽으로 홀짝홀짝 10초~20초 날다가 왼쪽으로 홀짝홀짝 날아간다.

▶ 다시 바꿔서 더 크게 훨훨 빠르게 오른쪽으로 10~20초 옆으로 날아가다가,
   다시 왼쪽으로 날아간다.

▶ 때로는 방향에 관계없이 무릎을 약간 구부리고 나풀나풀 소풍가듯
   가벼운 날개짓을 하며 이리저리 방향을 바꾸어 가며 날아도 좋다.

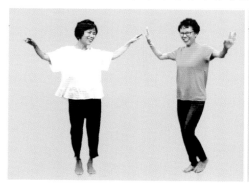
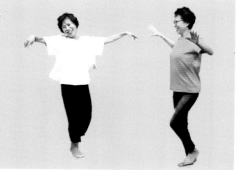

2단계 예민한 흰나비의 구애

▶ 수풀떠들썩 팔랑나비 짝짓기로 훨~훨 날아가서 어딘가에 잠시 앉는다.
 이때 엉덩이를 빼고 엉덩이를 섹시하게 흔들며,
 손을 뒤로 보내 나풀거린다.
▶ 노랑나비는 노랑나비끼리, 흰 배추나비는 흰 배추나비끼리 짝을 이루는데,
 이리저리 날아 다니며 웃음소리를 들어본다.

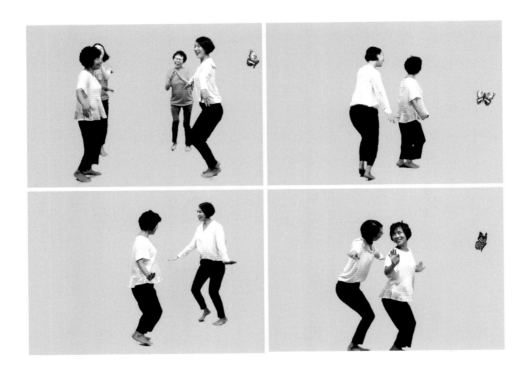

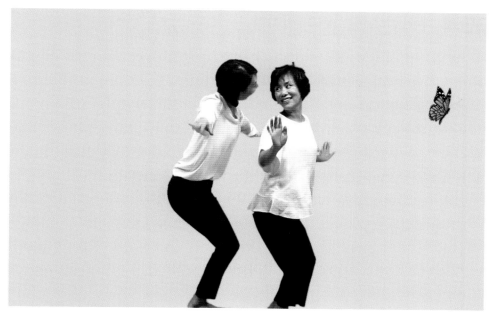

2단계 흰나비의 구애

▶ 이리저리 다니다가 같은 웃음소리를 내는 나비를 자기 짝이라고 생각하고,
　그 옆에 착 달라붙는다.
　그리고 둘이서 손을 잡고 훨~훨 날아본다.

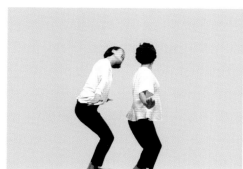 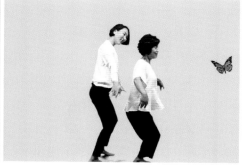

3단계 우아한 노랑나비의 비비기

▶ 배추 흰색나비와 노랑나비 두 팀으로 나누어,
　"배추나비"하면 배추나비처럼 다소 빠르게 숨이 찰 때 까지
　　오른쪽 왼쪽을 바꾸면서 날아간다.
▶ 다시 "노랑나비"하면 봄날 노랑나비의 날개짓처럼 팔랑팔랑 날아본다.
▶ 다른 팀의 나비가 날고 있을 때 다른 팀은 박장대소를 하면서
　자기 짝을 생각해 둔다.
　상대방에 맞추어 10~30초 정도 날개짓을 하면 충분한 운동이 된다.

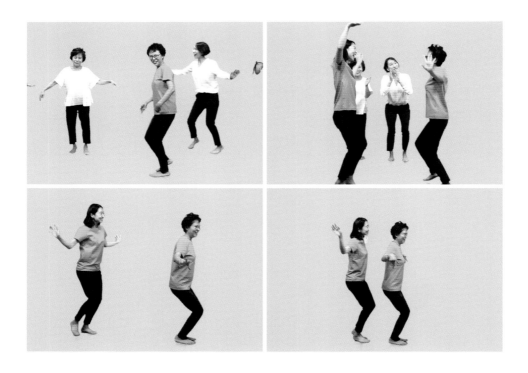

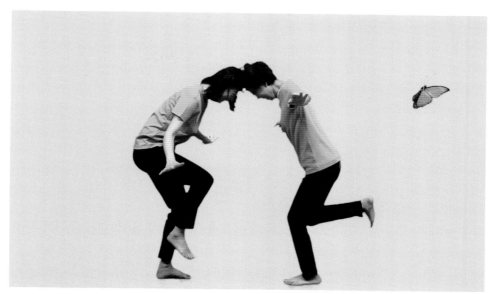

3단계   우아한 노랑나비의 비비기

▶ 때로는 한 발씩 맞대고 서서 중심잡기를 한다. 물론 날개는 접어도 좋다.
   즉 팔을 붙이고 한발씩 붙이고 서서, 균형감각을 키운다.
   넘어지는 순간이 바로 나비의 최후의 순간이다.
▶ 이번엔 나비 알을 낳아 보자.
   팔을 빠르게, 쉼 없이 날개짓을 20초 한 뒤 잠시 쉰다.
   이때가 나비가 알을 낳는 순간이다.

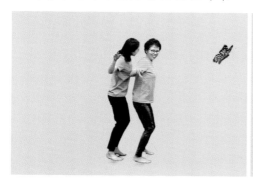 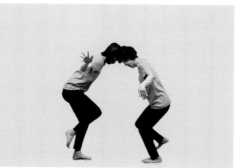

5. 꿀벌 웃음운동

1. 꿀벌 이야기

벌은 무척추 동물로 엉덩이가 없고 몸의 온도를 일정하게 유지한다. 우리가 아는 촉이 나오는 부분이 가슴이다.
애벌레가 있는 벌집의 온도는 대략 35도로 이 온도를 유지하기 위해 일벌들이 날개 짓을 열심히 하면서 열을 발생시키는 것이다

꿀벌은 여왕벌, 숫벌, 일벌로 나누어진다.
여왕벌은 하루 3,000 여개의 알을 낳는다.
여왕벌은 가만히 머물러 있을 때 8마리 이상의 시종 벌이 빙빙 둘러싸며,
먹이도 제공하고, 더듬이로 여왕벌을 만지고 핥아준다.

일벌은 알에서 나온 새끼를 키우고, 청소하고, 먹이도 저장해야 하고 쉴 새 없이 일을 한다. 밖에서 꿀을 따는 일벌도 꿀을 찾아오느라 힘들긴 매한가지이다.
가까이는 500m에서 멀리는 20Km까지 이리저리 꽃을 찾아 꿀을 나른다.
하루 방문하는 꽃의 양이 8,000 송이에 달한다.

놀라운 것은 가슴을 흔들며 정보를 전달한다는 것이다.
꽃이 가까운 곳에 있으면 동그랗게 흔들고,
먼곳에 있다면 8자 모양을 그리며 의사소통을 한다.

무서운 벌이 아닌 꿀벌들의 일생을 상상하며,
꿀벌들의 의사소통 방법을 응용하여 꿀벌 엉덩이 춤을 추어 보자.

2. 꿀벌 웃음운동 즐기기

♫음원: 흔들어

QR코드를 찍으면
웃음운동 동영상을
볼 수 있습니다.

● 운동 효과

꿀벌 웃음댄스는 평소에 우리가 잘 사용하지 않는
골반 주위의 근육을 운동시켜주는 신나는 운동이다.
골반댄스는 앞 뒤로 좌우로 그리며 8자 돌리기를 한다.
이때 골반에 집중하여 운동을 해보도록 한다.

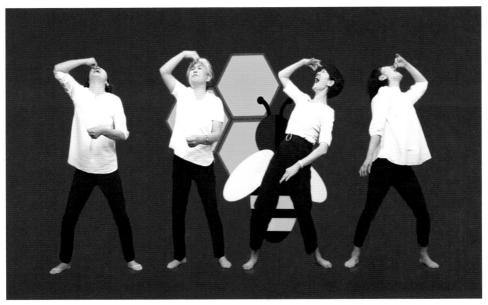

1단계 꿀벌의 김장댄스 – 겉절이 맛보기

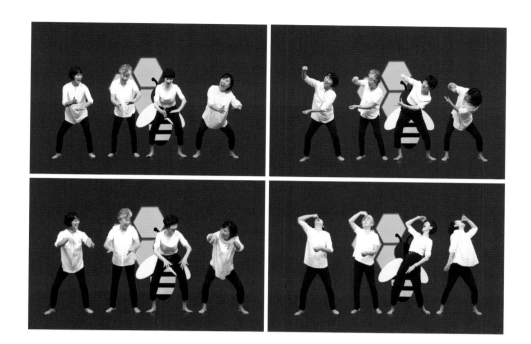

1단계 꿀벌의 김장댄스 – 겉절이 맛보기

▶ 다리를 약간 벌리고, 음악에 맞추어 8박자 또는 빠르게 16박자로 한손은 무릎을 잡고, 다른 한손으로는 깍두기 썰기를 한다.
　오른손으로 한번하고 팔을 바꾸어 왼손으로도 깍두기 썰기를 한다.

▶ 왼손으로 배추 한 포기를 위로 들고 오른손으로 소금을 한 주먹 잡은 듯이 하고 리듬에 맞추어 소금을 8박자 또는 16박자로 뿌려준다.
　오른손으로도 하고, 왼손으로 바꾸어서도 한다.

▶ 이제 소금에 절여진 배추를 헹구듯이 양팔을 펴고 손목을 흔들며,
　좌, 우로 8박자 또는 16박자로 헹군다.

▶ 양념과 배추를 버무리듯이 양팔을 안쪽으로 8박자 또는 16박자로 감아올리며
　"어머나~ 어머나"를 외친다.

▶ 배추 한 가닥을 찢어 고개를 들고 내 입에 넣어 맛을 보듯이 입을 벌리고 웃는다.
　다시 김치 한 가닥을 리듬에 맞추어 길게 찢은 뒤, 다른 사람 입에 넣어준다..

2단계 신나는 골반댄스

▶ 다리를 약간 넓게 벌리고 허리에 가볍게 손을 얹는다.

　자신감을 가득 채워서 골반을 앞뒤로 튕겨보는 것이다.

　나이가 들면서 가장 눈에 띄게 굳어가는 곳이 바로 골반과 허벅지 관절이다.

　앞, 뒤로 최대한 크게 튕기듯이 운동을 시작한다.

　시간과 개수는 제한이 없다.

▶ 좌우로 골반을 흔든다.

　이때도 힘을 주어 골반을 최대한 좌우로 튕기듯 흔들어 준다.

　10초 또는 20초 정도 반복한다.

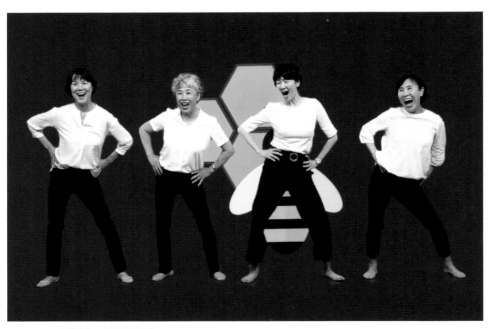

2단계　신나는 골반댄스

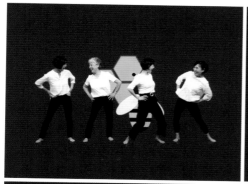
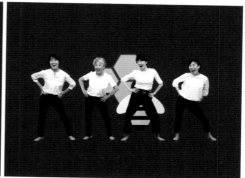
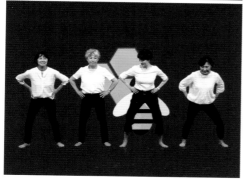

▶ 적당히 발을 벌리고 골반을 둥글게, 둥글게 돌린다.

    오른쪽으로도 돌리고, 왼쪽으로도 충분히 돌린다.

    적당한 횟수를 반복하여 돌리는 것이 중요하다.

▶ 한쪽 발을 조금 더 앞으로 넓게 내밀고,

    8자 모양으로 골반을 크고 강하게 돌린다.

    오른쪽, 왼쪽을 바꾸어 가면서 골반을 돌려준다.

3단계 '촉'을 세우고 달려가기

▶ 엉덩이는 쭉 빼고 한손의 엄지를 펴서 '촉'을 세운 뒤,
  허리를 앞으로 내밀고 엉덩이를 50번 정도 바운스 한다.
▶ 이후 고개를 갸우뚱 옆을 바라보면서 종종걸음으로 "어머나~~~" 웃음소리와
  함께 다같이 앞으로 달려 나간다.
  때로는 한 마리씩 달려 나간다.

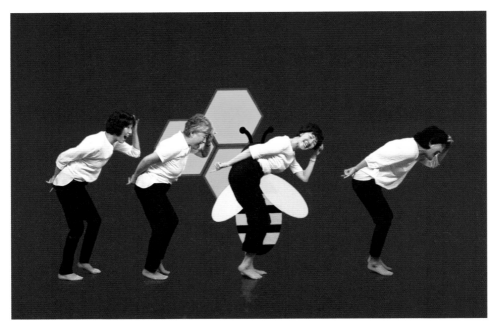

3단계 촉을 세우고 달려가기

이 책에서 말하는 동물웃음운동의 원칙은

1. 웃음소리(sound)를 높여라.
2. 속도(speed)를 높여라.
3. 단순함(simple)을 유지하라.
4. 섹시함(sexy)을 유지하라.

21가지 동물웃음운동으로
10년을 아름답게, 100년을 건강하게 준비하라.

웃음은 성공한 사람이 누릴 수 있는 특권이 아니라,
오직 건강한 사람만이 누릴 수 있는 특권이다.

웃음치료교실에서 만난 수많은 사람들이 13년이 지난 지금도 사자 웃음,
황제펭귄 웃음을 잊지 못하고 웃음치료를 함께 하고 있다.
그때 만난 모든 사람들은 지금도 매우 건강하고, 행복하다고 말한다.
'웃으리'의 동물 웃음운동에는 몸과 마음을 치유하는 원칙을 스스로 발견하
고 변화를 경험하기 때문이다.
또한 의지를 담고 있는 신체기관으로의 몸은 건강해야만이 존재의 의미가
있고, 기쁨을 표현할 수 있기 때문이다.

3. 뇌짱 웃음운동 후 달라진 모습

1. 뇌짱 웃음운동 후 달라진 사례

3주 동안 뇌짱 동물웃음운동 후 할머니는 "오늘 무엇을 먹을까?"에서
"오늘 무슨 동물놀이 할까?"로 변했다.
꿀벌 웃음운동은 98세 할머니가 가장 기다리는 운동이다.

햇살이 잘 드는 요양원 카페에 아침부터 85세 양씨 할머니, 98세 최씨 할머니 그
리고 89세 한씨 할머니가 나란히 얼굴을 보고 앉아서 심각한 대화를 나눈다.
양씨 할머니가 "아이구, 오늘 저녁쯤이면 우리 아들이 올려나~"라고 한마디
한다. 이어 한씨 할머니는 "아침 먹은 것이 잘못되었는지 더부룩하네."라고 말한
다. 멀뚱이 쳐다보던 양씨 할머니는 아무런 반응이 없다. 바로 최씨 할머니는 혼자
말로 "점심 반찬이 뭐가 나올라나~"
각자 자기 이야기만 한다. 독백이다. 서로 들어줄 기력이 없는 것이다.
나이가 들면 다른 사람의 말을 듣고 응답하지 못하는 상태가 올 수도 있다.
함께 모여 있다고 대화를 하는 것이 아니다. 다른 사람의 말을 알아듣고 말 할 수
있으려면 '멍한 상태'에서 벗어 나도록 뇌의 근력을 짱짱하게 살려야한다.

웃음치료를 받은 담당 간호사가 묘안을 생각해냈다. 웃음운동과 함께 매일 같은
시간에 모여 서로 눈을 쳐다보고 앞 사람의 이름을 기억하는 연습을 했다.
갑돌이 갑순이 노래와 율동을 알려주고, 사랑을 했으나 결혼하지 못한 이유를 매
번 달리 들려준다. 그 이야기를 듣고 무슨 이야기를 했는지 퀴즈를 내고, 맞히면 파
스 한 장을 준다. 다른 사람의 이야기를 집중해서 듣고 표현하는 연습을 통해 생각
하는 힘을 키워 뇌의 근력을 짱짱하게 살렸다.

2. 뇌짱 웃음운동 후 달라진 나의 모습

● 나의 현재 모습 적기 (년   월   일)

● 웃음운동 후 마음변화 적기 (년   월   일)

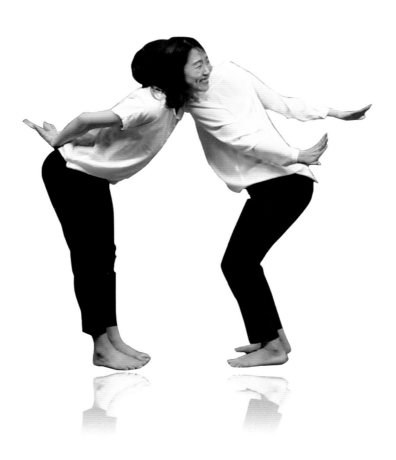

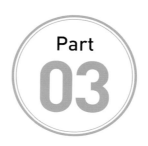

Part 03

빵긋빵긋 얼짱
동물웃음

1. 빵긋빵긋한 얼굴 만들기

1. 인상쓰는 얼굴과 방실방실 웃는 얼굴

얼굴 표정이 내 감정을 지배한다. 인상을 펴고 아이를 바라보면 아이도 금방 알
아차리고 웃지만, 인상을 쓰고 아이를 바라보면 보자마자 운다.
인상은 감정뿐만 아니라 숨소리도 바꾼다.

● **한숨이 나오는 사람은 입 꼬리가 내려가 있다.**

근심, 걱정이 많은 사람, 우울한 사람은 자신도 모르게 한숨을 쉬고 있다는 것을 알
게 된다. 의도적으로 입 꼬리를 올리면 한숨이 사라진다.

● **신음소리를 내는 사람은 미간을 찌푸리고 있다 .**

13시간 가슴뼈를 자르고 심장 수술을 한 사람도, 수술을 30분 만에 간단히 끝낸 사
람도 미간을 찌푸리면, 나오는 소리는 신음소리 뿐이다.
이는 고통을 참아보려는 의지이고, 잠에서 깨어나려는 몸부림이기에 받아줄 수 있
지만, 사소한 일로 미간을 찌푸리고 신음소리를 내면, 옆에 사람은 도망가고 싶어
진다.

● **앓는 소리를 하는 사람은 표정이 없다.**

말할 때 마다 앓는 소리를 내는 사람이 있다. 이런 사람은 표정이 없고 무뚝뚝하다.
다른 사람의 칭찬에 매우 인색하고 남의 흉에 흥미를 가진다.
우리가 살면서 듣는 소리는 잔소리, 꾸지람, 투정소리 등 다양하지만 앓는 소리는
처음부터 듣기 싫다. 평상시 나의 숨소리가 들리면 병이 생긴 것이지만, 한숨 소리,
신음 소리, 앓는 소리가 자주 나온다면 인상이 변하고 있는 것이다.

● 방실방실 웃으면 인상이 열린다.

반대로 "어머나" 감탄사를 연발하며 웃음소리가 자주 들린다면 방실방실 인상이 열리고 있다는 것이다.
인상이 열려야 인생이 열리고 말도 가슴 따뜻한 말만 하게 된다.

2. 얼굴에 나타난 나의 나이는?

어느 연령층이나 마찬가지로 입 꼬리를 올리면, 안면피드백 효과에 의해 감정의 변화가 일어난다. 가랑잎만 굴러가도 꺄르륵 꺄르륵 웃었던 그 때가 바로 입꼬리가 가장 많이 올라가 있을 때라는 것이다.

지금의 표정 그대로 화장실 거울이나 핸드폰을 통해 얼굴을 들여다보라.
나는 몇 살로 보이는지 나 자신에게 물으면, 놀랍게도 주민등록 나이를 말해 준다.
바꾸어 입 꼬리를 살짝 내리고 3초 후, 당신은 몇살로 느껴지는지 자신에게 물어보라. 자신이 느끼는 나이는 조금 전 실제 나이보다 7~10살 정도 더 높여서 말해 준다.

이번엔 배시시, 배시시, 배시시 3번을 말하고 나면 자연스럽게 보조개 근육이 올라간다. 3초 후 당신은 몇 살로 느껴지는지 자신에게 물어보라.
놀랍게도 본인의 나이는 7~10살을 낮추어 말을 한다.

동물웃음운동 들어가기 전에 만약 서로 마주 보고 있다면 "나 몇 살로 보여?" 라고 옆 사람에게 물어본다.
한바탕 동물웃음운동 후 몇 살로 보이는지 물으면. 놀랍게도 실제 나이보다 10~15살 정도는 적게 봐 줄 것이다. 덤으로 "참 예쁘다"는 말까지 들을 수 있다.

3. 얼굴엔 달팽이 크림을, 가슴엔 달팽이 웃음을!

피부노화의 주범인 햇볕 자외선을 차단하기 위해 썬크림을 바르고, 촉촉한 피부 보습을 위해 달팽이 크림도 발라야 한다.
썬크림, 달팽이 크림으로도 안 되는 얼굴의 그림자와 주름은,
가슴에 달팽이 웃음을 채워야 한다.
가슴에 달팽이 웃음을 채우는 일은 약방의 감초같고 보약보다 효과가 있다.

피부는 흡수기능이 아니라, 피부조직을 보호하는 기능을 가지고 있다. 그래서 주근깨, 잡티, 물사마귀 등은 피부과 치료로 어느 정도 조절이 가능하지만, 피부는 좋은 화장품을 바른다고 달라지는 것은 아니다.
건강한 음식으로 영양분을 충분히 공급해야 하고, 운동을 통해 땀을 흘려서 노폐물을 배출하고, 혈액순환을 좋게 하여야 좋은 피부를 유지한다.

타고난 좋은 피부도 세월이 지나면 칠면조 목처럼 주렁주렁 늘어진 목주름은 쉽게 숨길 수 없다.
사자 웃음, 기린목 웃음, 황금박쥐 웃음운동으로 늘어진 목주름에 근육을 붙이고 목의 근육을 유지하자

▶ 사자 웃음운동은 목 근육을 세워 준다.

▶ 기린목 웃음운동은 일자목을 예방한다.

▶ 황금박쥐 웃음운동은 작은 얼굴을 만들어 준다.

4. 얼짱 동물웃음운동은 섹시함의 발산

섹시함이란 이성끼리 느끼는 성적 매력이며 순수한 본능을 말한다.
이성에 대한 도발적 자기표현을 통해 정신적, 신체적 건강함을 나타낸다.
건강한 사람만이 섹시함을 보여줄 수 있다.

개구리와 두꺼비의 사랑은 매우 단순하다. 목이 터져라 울면 된다.
울음소리에 한 발짝 한 발짝 다가간 암컷은 수컷 눈에 들어오게 되고, 수컷은 이때
다 싶어 암컷을 와락 껴안는다. 정열적인 포옹을 받은 수컷이 짧은 울음소리를 내
면 껴안았던 개구리가 놀라서 급히 떨어져 나간다. 개구리와 두꺼비는 목소리가
큰 수컷이 미남개구리, 미남두꺼비인 것이다.

집에서 키우는 고슴도치의 구애작전도 볼 만하다.
고슴도치 수컷은 몇 시간이고 암컷의 주위를 빙빙 돈다.
입김을 내뿜기도 하고, 입을 쭉 내밀기도 하면서 노는 짓이 귀엽기만 하다.

내셔널 지오그래픽을 통해 알게 된 코끼리의 구애는 매우 우아하고 매력적이다.
코끼리는 번식기가 오면 마음에 점 찍어둔 짝과 우정을 나누는 경우가 많다.
우정이 애정으로 변하면, 큰 몸을 비비거나 비비꼬면서 긴 코로 암컷이 수컷을 알
뜰살뜰 비비면서 비위를 맞춘다. 그리고 일은 조용하고 점잖게 마친다는 것이다.

동물웃음운동에는 웃음소리, 몸을 움직이는 속도도 중요하지만 가장 특별한 것
은 섹시함이다. 다른 어떤 웃음에도 없는 섹시함을 마음껏 끌어낸다.
구애를 통해 때론 저항을 하며 자신이 가진 최고 근력을 과시하며, 웃음소리로
건강하다는 것을 보여주는 것이 바로 동물웃음운동의 섹시함이다.
동물의 구애 작전과 짝짓기 모습을 형상화 하여 관절의 범위를 높여 스트레칭으
로 유연성을 높여보자.

5. 얼짱 동물웃음운동 원칙

● sound, 웃음소리의 볼륨을 올려라! 뇌가 움직인다.

Sound의 의미는 크게 두 가지로 나눈다. 첫 번째가 귀로 들리는 소리, 즉 내 힘을 들이지 않고도 들리는 온갖 소리이다. 두 번째가 바로 건강을 의미하는 소리가 있다.

우리 몸은 고유의 장기마다 소리가 있다. 심장도 고유의 소리를 가지고 있고, 뇌는 어떤 소리로 반응할까? 바로 건강한 웃음소리는 건강한 사람이 낼 수 있는 소리이다. 웃음은 성공한 사람이 누릴 수 있는 특권이 아니라, 오직 건강한 사람만이 누릴 수 있는 특권이다.

● speed, 속도를 올려라.

두려워마라. 속도(speed)가 너의 심장소리를 바꿀 것이다.

동물은 뇌를 가지고 있고, 뇌를 가진 동물은 어떤 방법으로든 움직인다. 특히 육지에 사는 동물들은 걷고 달리며, 몸은 더욱 강해지고 건강함을 자랑한다. 중년에는 무게를 줄이고 속도를 늘려야 한다고 전문가들은 말한다.

중년을 넘어서면 근육량의 부피가 쉽게 늘어나지 않는다.

근육을 만드는데 필요한 성장호르몬이나 남성호르몬이 줄기 때문이다. 근육의 양도 중요하지만 근육의 질, 좋은 근육을 만들어야 한다. 동물웃음운동은 근육을 강화시키는 운동이다. 동물웃음운동은 어느 정도의 속도를 지닌다. 웃음소리와 함께 속도는 엄청난 운동에너지를 만들어 낸다.

타바타 운동요법은 짧은 시간에 최대의 운동에너지를 발생시켜 체내 대사율을 증가시키는 것이다. 반복적인 동작을 빠르게 함으로써 무산소 운동을 자아내고, 뒤이어 박장대소로 유산소 운동을 만들어 내는 것이 웃음운동이다. 약해진 당신의 심장을 뛰게 할 것이다. 즐겁게 가슴을 열고 엉덩이를 흔들어라. 일주일이 지나면 콩닥거리는 심장이 아니라, 팔딱이는 심장을 만날 수 있다.

● simple, 단순함을 즐겨라.

빵빵 터지는 동물웃음운동의 또 하나의 핵심은 단순함이다.

성취감과 함께 즐거움을 더하는 최고의 기술이 바로 단순함이다.

현장 경험을 통해 체계화하고 구체화한 뒤 즐겁게 따라할 수 있고, 혼자서도 할 수 있게 단순화시킨 기법이다.

동물웃음운동은 에어로빅, 발리댄스, 라인댄스. 타바타 등 어떤 운동보다 단순해서 웃게 되고, 웃다보니 또 웃게 되는 아주 엉뚱한 웃음운동이 되는 것이다.

너무 유치해서 웃게 되고, 웃고 있는 이순간이 너무 행복해서 웃게 된다고!

● sexy, 마음껏 섹시해져라.

sexy 해져라. 건강해야 섹시하다. 섹시해야 건강을 지킬 수 있다.

▶ 이성이 성적으로 느끼는 매력으로, 도발적 자기표현이며,
　자신의 마음을 몸으로, 지금 몸의 상태를 말로 표현해 내는 것이다.

▶ 건강한 사람에게서 느끼는 감성이 바로 섹시함이다.
　잘생긴 누군가가 코에 줄을 끼고 있다면 섹시할까?
　소변 줄을 끼고 누워있는 사람에게서 섹시함을 느끼지는 못한다.

▶ 동물웃음운동에서는 즐거움, 기분 좋음, 쾌적함까지 포함한다.
　동물웃음운동에서는 이 모든 것이 가능하다.

얼굴은 beautiful! 체력은 powerful! 몸매는 wonderful!

2. 얼짱 동물웃음운동

1. 황금박쥐 웃음운동

1. 황금박쥐 이야기

황금박쥐는 팔과 꼬리 사이를 덮은 실핏줄이 들여다 보이는 얇은 날개막을 펼쳐서 밤에 멋지게 날아다닌다.

황금박쥐를 직접 본 적 있나요? 황금박쥐는 '오렌지 윗수염박쥐'라고도 불린다.
몸통은 아주 작으며, 몸에 양털 같은 털이 있으나 광택은 나지 않는다.
몸에 난 털과 날개 등은 주황색이고, 귓바퀴와 날개막은 검은색이다. 뒷발은 검은색으로 작다. 동굴에서 생활하며 개체수가 줄어 멸종위기 야생동물 1급으로 분류되었다. 황금박쥐는 10월 중순에 겨울잠에 들어가서 다음해 5월 중순에 잠을 깨는 팔자 좋은 동물이다. 무려 220일 정도를 잔다.

여름에는 대나무 밭이나 수풀 속, 고목 둥치 등에서 쉬기도 한다.
야행성으로 낮에는 나뭇가지나 동굴 속에서 쉬고 밤에 먹이활동을 한다. 주된 먹이는 곤충이다. 5마리 정도가 작은 무리를 이루며 지낸다.

황금박쥐는 기온이 13도로 낮아지면 겨울잠을 자기 시작하여
이보다 높아지면 잠을 깬다. 낮에는 푹 자고. 밤에는 팔과 다리,
꼬리 사이를 덮은 실핏줄이 훤히 들여다 보일만큼 얇은 '날개막'
이라는 피부를 펼쳐서 날아다닌다.

얼굴에 비해 너무도 작은 눈이 귀엽다.
포유류 중에 유일하게 날 수 있는 동물로 새끼를 낳아 젖을 먹이
며 탯줄의 흔적과 배꼽이 있다.
황금박쥐는 정온동물이며 심장, 순환계가 발달 되어있다.
작은 얼굴을 하고 있지만, 목뼈는 7개로 목이 긴 기린도 7개이고
사람도 7개이다.

2. 황금박쥐 웃음운동 즐기기

QR코드를 찍으면
웃음운동 동영상을
볼 수 있습니다.

● 운동 효과

황금박쥐는 멸종된 박쥐이긴 하지만, 웃음을 통해 황금박쥐를 살려보도록 한다.

황금박쥐 웃음은 목 근육, 부드러운 어깨, 매끈한 등 근육을 만들어 줄 뿐 만이 아니라 대흉근, 척추 기립근을 건강하게 만들어 준다.

실제 고개를 들고 웃는다는 것이 쉽지 않지만, 10초 이상 20초 이상 웃다보면 저절로 웃음이 터지는 것을 경험할 수 있다.

얼굴 근육과 팔을 끌어올려 단시간에 기분 좋음을 이끌어 낸다.

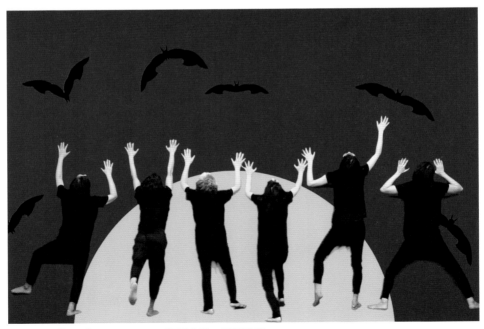

1단계 "왜 하늘은 나만 쳐다보는 거야!"

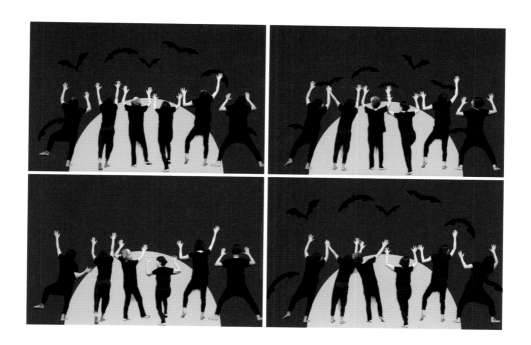

1단계 왜 하늘은 나만 쳐다보는 거야!

▶ 두 팔을 뒤로 높이 펼쳐 동굴의 천장에 매달려 있다는 가정 아래 자세를 잡는다. 손가락을 활짝 펴고 움켜진 채 겨울잠에서 깨어나기 직전의 박쥐가 되어 눈을 감고 천천히 고개를 뒤로 숙인다. 그리고 눈을 크게 뜨고, 입도 크게 벌려라.

▶ 하나 둘 셋에 고개를 완전히 뒤로 하고 하늘을 본다. 잠시 후 다함께 "왜 하늘은 나만 쳐다보는 거야!" 소리 지른다. 2~3번 크게 소리 지른다.

▶ 두 팔을 완전하게 벌려, 높이 들고 손바닥을 쫙 펴서 동굴 벽에 달라 붙어 매달려 있다고 상상하며, 고개를 들고 혀를 2~3번 깨물고 난 뒤, 입을 크게 벌려서 대협골근과 소협골근이 완전히 열리도록 입을 크게 벌리고 마음껏 웃어라. 얼굴근육이 열리면서 즐거운 웃음을 만들어낸다.

▶ 적어도 10초 이상 웃은 후 잠시 내가 왜 이러나 하는 표정으로 주위를 둘러본다. 모두가 이미 황금박쥐의 모습으로 얼굴과 가슴근육이 열려있다.

2단계 한 팔로 새끼를 붙잡고 끌어 올리기

▶ 팔은 천장에 붙어 있고,
　다른 한 팔은 떨어지려는 새끼를 붙잡고 있다고 상상하며,
　옆구리를 완전히 스트레칭 한다.
▶ 새끼를 붙잡은 팔을 굽혔다 폈다 하기를 10번 정도 반복 한 뒤,
　한쪽 발을 바닥에서 떼고 균형을 잡고 10~20초간 웃음을 끌어낸다.

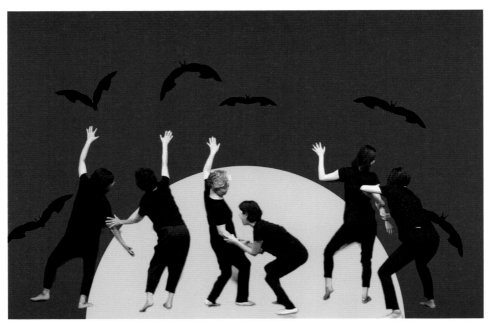

2단계 한 팔로 새끼를 붙잡고 끌어 올리기

▶ 다시 팔을 바꾸어 팔과 옆구리를 늘려서 버티고,
반대편 발을 조금이라도 들어 올려 본다.
▶ 등 근육이 활짝 열리며 내가 왜 이러나 싶기도 하고,
새끼를 놓치지 않고 끝까지 버텨준 나에게 대견함을 느낀다.

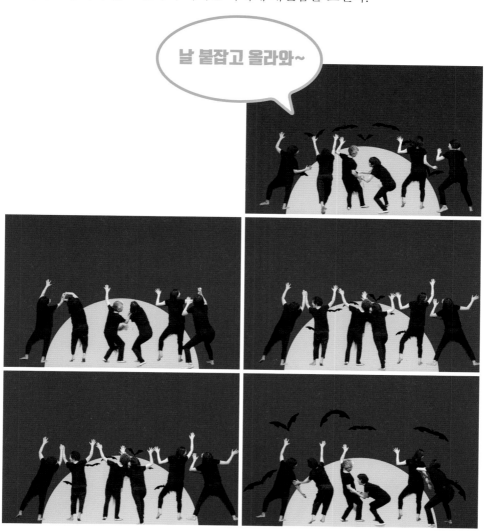

3단계 짝을 찾아 S 라인 웃음 나누기

▶ 황금박쥐가 짝짓기를 하는 구애 시간으로 서로 날개를 최대한 크게 벌리고 오래도록 젓는다. 때로는 빠르게 소리를 내며 암컷은 수컷을, 수컷은 암컷을 부르는 날개짓을 한다.

▶ 암컷은 못 본 척 히죽히죽 웃다가 마음에 들 때쯤에 '배시시~ 배시시 ~배시시' 3번 귀엽게 깜찍하게 웃어준다. 황금박쥐 두 마리가 마주 보고 입 꼬리를 옆으로 벌리면서 큰소리로 '하하하' 웃어준다.

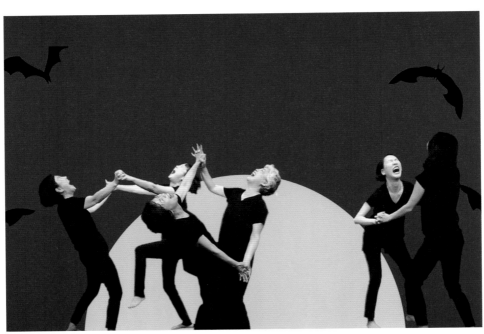

3단계 짝을 찾아 S 라인 웃음 나누기

▶ 짝을 만난 황금박쥐는 두 손바닥을 벌리고 머리 위에서부터 아래로 S 라인을 크게 그리며 웃어준다.

▶ S 라인을 그릴 때 팔을 크게 벌려 날개 깃을 크게 벌리고 오므리기를 하면서 고개를 뒤로 넘기면서 목 운동도 같이한다.

　3~4차례 후 서로 마주보고 박장대소한다.

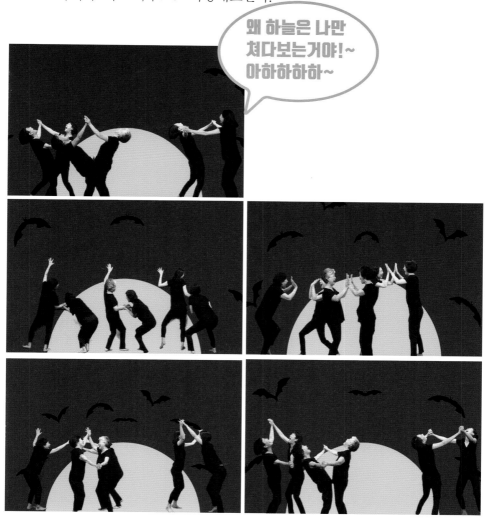

2. 사자 웃음운동

1. 사자 이야기

사자는 애정의 꽃이 피기 시작하면 근엄하던 수컷은 갑자기 식음을 전폐하고, 왕답지 못하게 암컷을 가운데 두고 빙빙 돈다. 이따금 몸을 맞대고 비빈다. 서로 마음이 맞닿으면 하늘을 보고 웃는 듯 함축적인 표정을 짓는다.

사자는 진정 백수의 왕이던가?
외톨이 사냥꾼 생활을 버리고 사회 조직에 적응한 유일한 고양이과 동물이다.
사자는 2~3마리의 새끼를 거느린 암컷 어미들을 중심으로 2~3 마리의 수컷이 가담된 10~20마리 정도의 무리를 만들어 살아가는 가족 제도다.
이런 가운데 숫사자의 삶은 녹녹하지 않다. 왕의 자리도 지켜야 하지만, 종족을 지켜야 하는 의무가 있다.

한 낮에는 풀숲이나 나무그늘에서 혀를 쑤욱 내밀고 뒹굴며 놀다가 저녁 무렵에 사냥에 나선다.
낮에는 코 앞까지 사냥감이 와서 유유히 풀을 뜯어도 덮치는 경우는 적다.
먹이를 사냥할 때 사자들은 무리 지어 함께 공격한다. 먹잇감을 먹을 때는 사회 단결력은 완전히 사라진다.
모든 사자는 각자 자기만을 위해 달려든다. 사냥의 주역은 암컷이고, 수컷은 무리에서 우선하여 먹기만 하면 되니 수컷 천국이다. 수컷이 먹는 동안 온 사방에서 싸움이 벌어진다. 앞발로 후려치고, 귀가 찢어지고, 새끼는 아옹아옹 울고, 암컷은 먹이를 꽉 물고 버틴다.

이런 사자도 애정의 꽃이 피기 시작하면,

근엄하던 수컷은 갑자기 식음을 전폐하고 왕답지 못하게 암컷을 가운데 두고 빙빙 돈다. 서로 마음이 맞닿으면 하늘을 보고 웃는 듯 함축적인 표정을 짓는다.

발정이 고조된 숫사자는 이따금 몸을 맞대고 비빈다. 어느새 애욕의 포로가 되어 버린 숫사자는 먹지도 않고, 물도 마시지 않고 10분이 멀다하고 여러 차례 교미를 한다.

야생의 경우 한 마리의 수컷은 무리의 모든 암컷과 교미를 하지만, 임신율은 겨우 20%에 불과하고, 새끼의 생존율은 불과 50%도 되지 않는다.

암컷 사자도 처음엔 정자세로 사지를 꿇고 꼬리를 비켜 올려 숫사자를 받아들이지 만, 오래가지 못하고 환희의 표효도 신음으로 변하고 만다. 숫사자는 암컷이 도망 가려 해도 그 자리에 주저앉히고 만다.

2. 사자 웃음운동 즐기기

QR코드를 찍으면
웃음운동 동영상을
볼 수 있습니다.

● 운동 효과

사자 웃음운동은 숫사자의 여유로움을 표현한 웃음으로,
제3번 동안신경, 제9번 설인신경과, 그리고 제12번 설하신경을 자극하는 얼굴
근육 전체에 아주 효과적인 웃음이다.
혀를 쑥 내밀고, 마음껏 웃어본다.
깊게, 크게, 길게 웃을 수록 웃음 맛을 느낄 수 있는 최고의 웃음 기법이다.

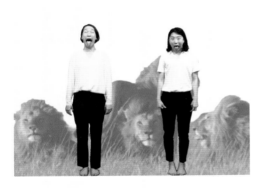

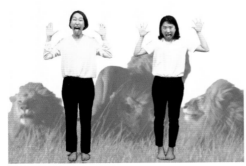

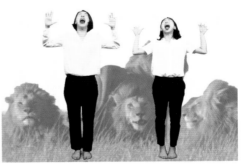

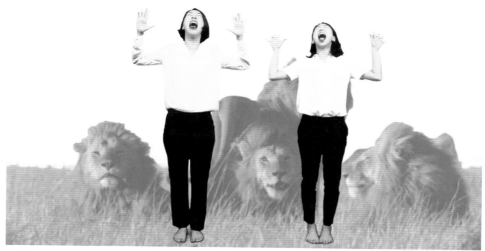

1단계 목근육을 세우고 혀 내밀기

1단계 목근육을 세우고 혀 내밀기

▶ 허리를 꼿꼿하게 세우고, "으~!" 소리와 함께 입꼬리를 올리며 목근육을 옆으로 활짝 편다. 배에 힘을 준 상태에서 혀를 최대한 쑥 내민다.

▶ 그 상태에서 "에~헤헤헤" 웃음을 15초간 토해낸다.
이를 2~3차례 반복한다. 속이 후련해짐을 느낀다.

▶ 다시 한 번 "으~!" 소리와 함께 입꼬리를 올리고 목근육을 옆으로 활짝 펴고 혀를 길게 내민다. 파안대소 하며 머리와 허리를 숙였다 끌어올리며 웃어본다.

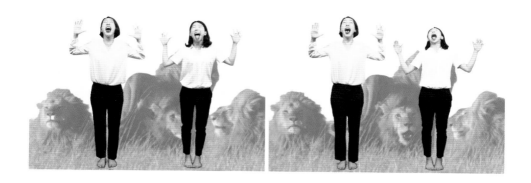

2단계 마주보고 이마 찧기 - 짝과 이마를 맞대고 구애하기

▶ 두 팔을 벌려 귀 옆에 손을 두고 혀를 쑥 내밀고 눈동자를 위로 뒤집어 올린다.
▶ 서로 마주 보고 사자처럼 갈기를 크게 세우고 혀를 길게 내밀고,
  눈동자를 위로 올리며 마주보고 크게 웃는다.
▶ 구애하는 사자의 모습으로 서로 마주보고 있다가 이마 찧기를 한다.
  두 팔을 더욱 크게 벌려 혀를 내밀고 웃음소리와 함께 천천히 머리를 숙여
  이마나 정수리를 콕 찧는다.

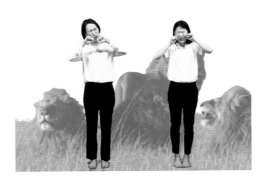

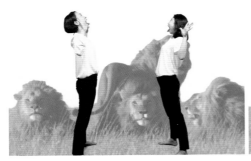 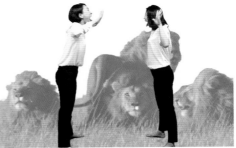

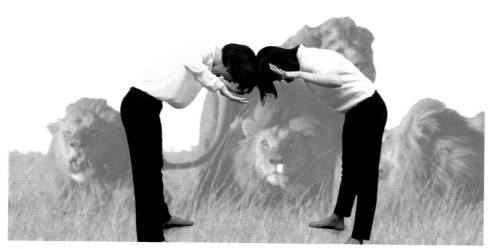

2단계　마주보고 이마 찧기

▶ 다시 고개를 천천히 들어 뒤로 넘어간다.
　　이때도 웃음소리를 멈추지 않는다. 천천히 길게 큰 소리로 구애를 마친다.

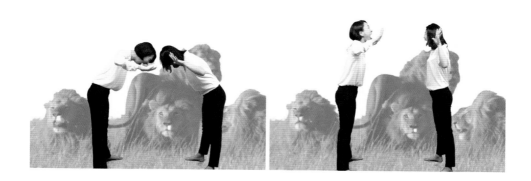

3단계 혀를 내밀고 마음껏 웃기

다시 한 번 혀를 길게 내밀고 마음껏 웃는다.

▶ 사자가 먹이를 다 먹은 뒤 아주 흡족한 상태에서 사자의 갈기를 흔들듯이 혀를
   길게 내밀고 힘을 뺀 채 머리와 어깨를 마구 흔들면서 15~30초 동안 웃어본다.
▶ 다시 팔을 넓게 즉 갈기를 크게 세운다. 기분 좋은 마음으로 허리를 깊숙이 숙이
   면서 "아하하하~"길게 웃어준다.
   최대한 웃음소리를 끌어낸 뒤 서서히 허리를 펴고 올라오면서 "이히히"
   웃음소리를 낸다. 이를 2~3번 반복 한다.
▶ 사자웃음으로 마주보고 웃고 난 뒤,
   내가 암사자라고 생각되는 사람이 먼저 도망치듯 달려가고,
   뒤를 따라 숫사자가 갈기를 더 크게 세우고 암컷 뒤에서 "우 하하~" 웃음소리를
   내며 따라간다.

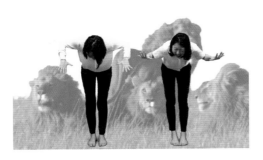

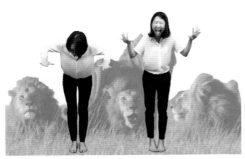

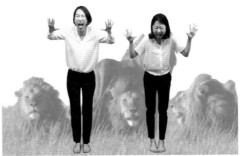

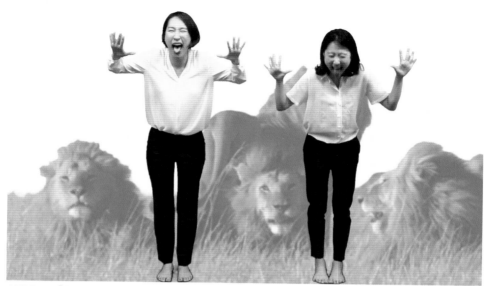

3단계 혀를 내밀고 마음껏 웃기

● 응용 단계

한 사람씩 약간 거리를 두고 있다가
사자가 영역 싸움을 하듯 마주 보고 입을 크게 벌리고,
혀를 더 길게 내밀고 웃음소리로 힘겨루기를 해도 즐겁다.

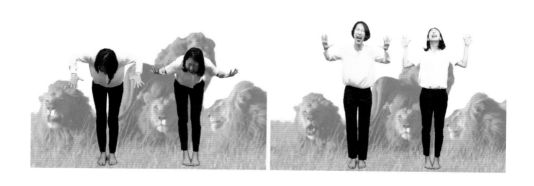

3. 목도리도마뱀 웃음운동

1. 목도리도마뱀 이야기

도마뱀의 꼬리에는 '자절면'이라 부르는 끊어지는 부위가 있다.

이 덕에 도마뱀은 마음 먹은대로 꼬리를 떼어낼 수 있다. 꼬리가 떨어진 자리에는 새 꼬리가 자란다.

이 방법은 도마뱀의 일생 동안 단 한번만 사용할 수 있다.

목숨을 구하기 위함이지만 도마뱀도 꼬리를 떼어낼 때는 큰 값을 지불한다.

목도리도마뱀은 목둘레에 피부로 된 목도리가 있다. 위협을 느끼면 목도리를 우산처럼 활짝 펼쳐 덩치가 크다는 것을 알려주고 도망간다.

천적의 눈에 띄지 않도록 주변과 비슷하게 몸의 색과 모양을 바꾸는 것은 많은 약자들이 쓰는 방법이다.

힘센 동물과 비슷하게 꾸며 속이거나 연기력을 한껏 발휘해 죽은 척했다가 재빨리 달아나기도 한다. 그러나 누구나 쓰는 방법 대신 독특하고 창의적인 전략으로 생존을 이어가는 동물도 있다.

어떤 동물은 스스로 자기 몸을 해치는 자해(自害)를 통해 자신을 방어한다. 도마뱀이 대표적인 예다. 가장 무서운 천적인 뱀은 머리부터 꼬리까지 다 합해야 10cm 길이에 불과한 도마뱀을 즐겨 먹는다.

도마뱀은 뱀을 만나자마자 줄행랑을 놓지만 쉽게 도망칠 수 있을 만큼 만만한 상대가 아니다.

도마뱀은 도저히 도망칠 수 없는 상황에 다다르면 꼬리를 뱀에게 내민 채 살랑살랑 흔들어 댄다. 뱀이 꼬리를 덥석 무는 순간 도마뱀은 꼬리를 확 떼어 버린다.

떨어진 꼬리는 몇 분 동안 자발적으로 움직이기 때문에 뱀은 꼬리를 꼭 무느라 도망치는 도마뱀에 신경을 쓰지 못한다.

도망갈 시간을 버는 것이다.

2. 목도리도마뱀 웃음운동 즐기기

QR코드를 찍으면
웃음운동 동영상을
볼 수 있습니다.

● 운동 효과

목도리도마뱀 웃음운동은

허벅지 근력과 순발력을 키우는 아주 재미있는 웃음 기법이다.

손을 벌리고 다리를 옆으로 벌린 채,

앞으로 10초, 옆으로 10초 만 달려도 10분 이상의 운동 효과로

탄탄한 허벅지를 만들어 준다.

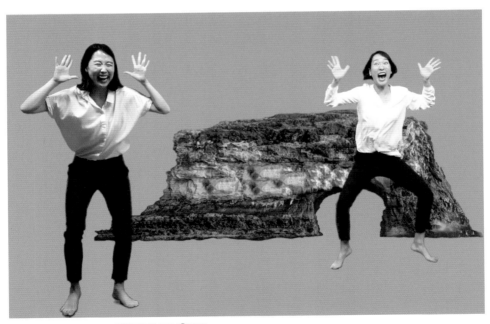

1단계 목도리도마뱀의 짝 찾기

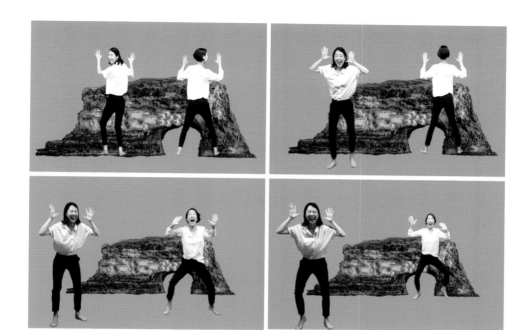

1단계 목도리도마뱀의 짝 찾기

▶ 입술을 살짝 벌리면서 목 아래에 힘을 주어 목 근육 전체를 옆으로 벌렸다가,
다시 입을 오므리고 입술을 옆으로 최대한 펼친다.
목도리도마뱀이 날개를 펴기 시작한다.
"우후~~~" "귀엽고 깜찍하게 "어머나~~~" 라고 외치며 웃음소리를 낸다.

▶ 양쪽 손바닥을 활짝 펴서 얼굴 밑, 즉 목 옆에 두고,
귀엽게 혀를 길게 내 밀고 마음껏 소리 지른다.
이때 앉아 있다면 발을 옆으로 벌려 빠르게 도망치듯 굴린다.
도마뱀 웃음소리가 따로 있는 것은 아니므로 마음껏 세상에 없던
웃음소리를 들려준다.

▶ 두 손을 펼쳐 귀옆으로 가져와 목도리를 완전히 펼치고,
이리저리 분주하게 짝을 찾아 뛰어 다닌다.

2단계 눈 맞은 도마뱀의 박장대소

▶ 마음에 드는 짝을 만났다면, 턱밑에 펼쳐진 손바닥을 흔들며 "와 하하하하"
   하면서 여유를 부린다.
▶ 목을 쫙 벌리고 입도 쫙 벌리고 양손 손가락을 볼 옆에 쫙 붙이고 팔꿈치도 높이
   올리고 좌우로 흔든다.
   물론 이때 다리는 구부리고 무릎을 벌린다.

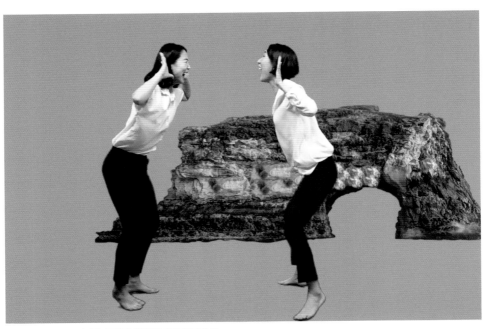

2단계 눈 맞은 도마뱀의 박장대소

▶ 마주 보고 10초 이상 웃거나, 나 잡아봐라 하는 방법으로 도망을 가고 뒤에서 앞
  사람의 속도에 맞추어 달려간다.
  즐겁게 짝을 만난 목도리도마뱀이 장난치며 놀아 보는 것이다.

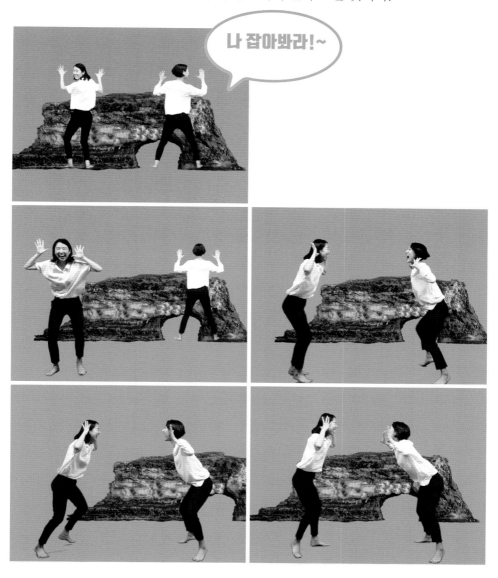

3단계 꼬리떼고 도망가기

▶ 두 다리를 살짝 구부리고 옆으로 벌려서 제자리에서 마주 보고 "아잉, 아잉" 애
   교를 부린다.
   짝을 만나 즐겁게 종종거리며 웃음을 끌어낸다.
▶ 이때 진행자가 도마뱀의 천적인 "코브라다"라고 크게 외친다.
   눈을 크게 뜨고 잠시 두리번거리다가 위험을 감지한 상태에서 엉덩이를 콕
   집어 올리듯이 끌어 올린 뒤, 엉덩이를 뒤로 튕기며 꼬리 하나를 톡 떨군다.
▶ 빠르게 도망가다 잠시 멈추어 뒤를 돌아본다.
   짝꿍이 없음을 확인하고, 다시 짝을 만나러 되돌아오기도 하고,
   코브라를 만났다면 다시 더 빠르게~더 큰 소리로 도망간다.

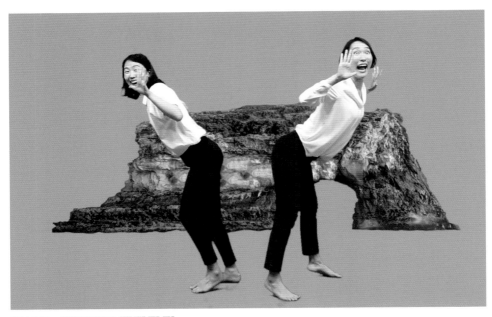

3단계   꼬리떼고 도망가기

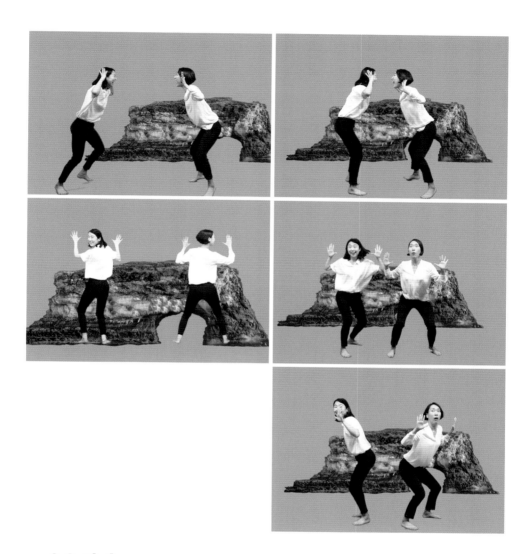

● 응용 단계

▶ 목도리도마뱀 웃음은 두 팔을 어디에 두느냐에 따라 움직임 즉 운동량이 달라진다. 큰 목도리도마뱀으로 운동을 하려면 양팔 90도로 올리고 손바닥을 활짝 펴서 머리 뒤로 가져간다.

▶ 그리고 와일드 스쿼트 자세로 앉아 옆으로 걷기를 하거나 뛰기를 한다.

4. 나무늘보 웃음운동

1. 나무늘보 이야기

나무늘보는 왜 그토록 느릴까?
근육량이 너무 적어서 빠르게 움직일 수가 없다.
여유 있어 보이지만, 나무늘보처럼 살고 싶은가?
소화력이 너무 약해서 먹은 것 소화시키는 데는 한 달 이상 걸린다.

하늘 아래에서 가장 느린 동물은 나무늘보라 해도 과언이 아닐 만큼 느리다.
왜 이렇게 느릴까? 9Kg 정도의 몸무게인 나무늘보가 이렇게 느린 이유는 몸을 측면에서 보면 대부분이 지방으로 이루어져 있고, 몸을 움직일 수 있는 근육의 양이 거의 없기 때문이다.
나무늘보는 포유류 중 가장 느린 동물로 평생 대부분의 시간을 나뭇가지에 거꾸로 매달려 잠도 자고, 먹고, 교미도 하고, 새끼를 낳아 기르는 등 대부분의 시간을 나뭇가지에 매달려서 보낸다.

나무에 매달려 살려면 뭔가 다른 특징이 있지 않을까?
바로 길고 튼실한 갈고리를 가진 발톱을 나뭇가지에 걸치고 대롱대롱 매달려 사는 것이다. 나무늘보는 아주 가끔 땅위에 내려 올 때도 있다.
항상 나무 위에서 생활을 하며 일주일에 한 번씩 똥, 오줌을 배설하기 위해 나무에서 내려온다.

매달리는 것이 능사였던 나무늘보는 나무에서는 그런대로 움직이나 다리로 땅을 딛고 일어서서 체중을 지탱하는 데는 아주 무기력 하다.

나무늘보가 땅을 딛고 한발씩 걷는다는 것은 사람들이 일주일에 한 번 물구나무를 서서 샤워를 하는 것만큼이나 힘들지 않을까 싶다. 따라서 나무늘보는 처음부터 땅위에서 걸음을 걷는다는 것은 어림없다는 이야기다.

근육이 없어서 몸을 세우고 걷는 것은 어렵기 때문에 아예 배를 땅에 깔고 앞발로 내밀어 몸을 끌어당기면서 기어가는 것이다.

나무늘보는 적을 만나면 근육이 없기 때문에 빨리 도망칠 수 없어 주로 물 가로 뻗은 나뭇가지를 골라 매달려 있다가 적의 습격을 받게 되면 물속으로 툭 떨어져 내려 다른 편으로 헤엄쳐 가서 적을 피하는 것이다.

나무늘보의 천적은 쟈가나 오세럿 같은 맹수들이다.

이런 맹수들의 공격을 피하기 위해 앞발을 휘두르기 보다는 온몸의 털에 단세포인 녹조류가 자란 채로 움직임 없이 꼼짝도 하지 않고 매달려 있으니

나뭇잎과 같은 색이 되는 것이다.

하지만 녹조류가 자라지 않는 계절에는 또 어떻게 몸을 숨길 수 있을까?

바로 주변에 사는 1cm 정도 크기의 기생나방들이 쉴 새 없이 날아들어 갈색을 이루어 나뭇가지처럼 보이는 것이다.

기생나방이 알을 낳고 새끼를 키우는 번식의 장소는 결코 아닌데, 어떤 이유로 서로에게 도움이 되는 공생의 관계인지는 아직까지 그 누구도 모르는 수수께끼로 남아있다.

2. 나무늘보 웃음운동 즐기기

♬음원: 섬마을 선생님

QR코드를 찍으면
웃음운동 동영상을
볼 수 있습니다.

● 운동 효과

나무늘보 웃음운동은 느리기로 유명한 나무늘보를 형상화한 것이다.

바쁜 현대인들이 나무늘보처럼 아주 느리게 아주 천천히 움직여 심장 박동수와 호흡의 변화를 한번 느껴 본다. 스트레칭에 좋은 웃음 기법이다.

나무늘보의 얼굴을 생각한다. 입꼬리를 옆으로 최대한 올린다.

이렇게 한번 끌어올린 입꼬리는 1.2.3 단계 웃음이 끝날 때 까지 입꼬리를 내리지 않는다.

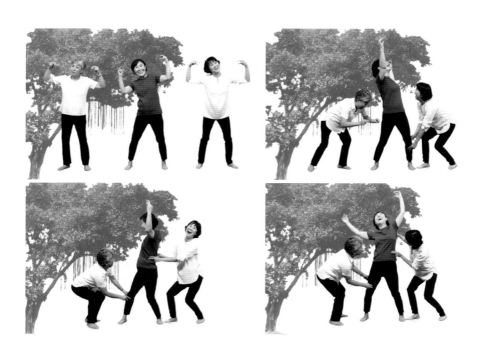

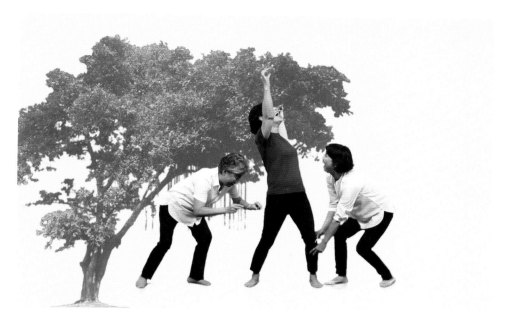

1단계 나무에 매달리기

1단계 나무에 매달리기

▶ 가운데 손가락과 검지 손가락을 붙이고, 엄지도 살짝 붙인다.
천천히 웃으며 음악에 맞추어 양팔을 들어 올려 세 손가락으로 나무늘보의
자세를 잡는다.

▶ 두 주먹을 쥐고 고개를 옆으로 돌려 입꼬리를 옆으로 벌리고,
서로 마주 보면서 "아하하~" 함성을 지르며 최대한 느리게 천천히 웃는다.

▶ 세 명이 한조가 된다.
이들 중에 키 큰 사람 또는 근력이 있는 사람이 팔을 크게 벌리고 나무가 된다.
나무가 된 사람도 크고 길게 웃음소리를 낸다.

▶ 나무를 잡고 있는 나무늘보는 나무 가지에 매달려 아주 천천히. 천천히 뒤로
넘어가거나 옆으로 기울이면서 웃어본다.
앞뒤 좌우로 넘어가면서 천천히 웃는 것이 중요하다.

2단계 나무 타고 올라가고 내려오기

▶ 두 사람 중에 키 큰 사람 또는 근력 있는 사람이 팔을 크게 벌리고
  나무가 된다.

▶ 짝을 찾는 2단계는 나무에 매달려서 나무를 가운데 두고 고개를 이리 저리
  돌리며 서로 찾아 다니다 어깨나 팔에 나무늘보처럼 뒤로 10초정도 매달린다.
  때로는 나무에 붙어서 매달린다. 나무와 눈 마주침을 하면서 서로 '씨~ 익'
  웃어준다.

▶ 천천히 아주 천천히 나무늘보는 두 손으로 나무를 타고 내려온다.
   조용히 나무로 서 있는 한 사람을 가끔 간지럼을 태워도 좋다.

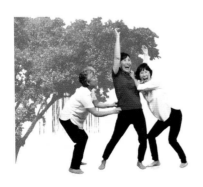
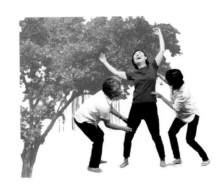

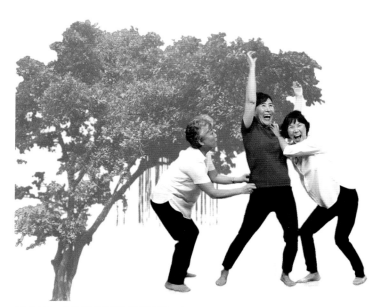

2단계 나무 타고 올라가고 내려오기

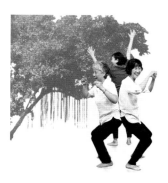

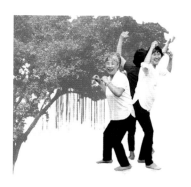

3단계 등을 맞대고 느리게 비비기

▶ 나무늘보가 나무에서 아주 느리게 내려오듯이 두 사람이 등을 맞대 짝짓기를
  하고, 등과 엉덩이를 아주 천천히 약 20~30초 정도에 5번 이내로 비벼본다.
▶ 천천히 스쿼트 자세로 앉아 달팽이댄스의 산란처럼 느리게 똥을 눈다.
  10~20초 멈추어 엉덩이를 흔들고 다시 나무로 올라간다.
▶ 다시 나무에 천천히 올라가서 팔에 한 마리씩 매달린다.
  이때 나무 가지 즉 팔을 조금씩 내리면 매달린 사람은 더 뒤로 허리를 구부린다.
▶ 때로는 한 마리는 나무 가지에 매달린 채 뒤로 넘어가서 버티고,
  한 사람은 똥을 누는 나무늘보가 되어 스쿼트 자세로 버텨 보는 것이다.
  두 사람의 대결도 즐거운 운동이 된다.

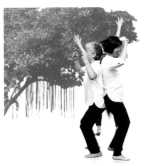

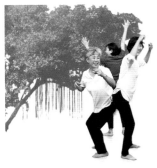

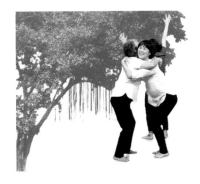

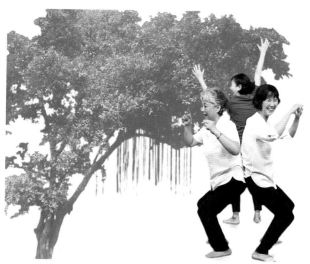

3단계   등을 맞대고 느리게 비비기

● 응용 1단계

▶ 무릎을 살짝 구부리고 허리를 앞으로 약간 숙이고 몸의 무게 중심이 약간 앞쪽으로 오도록 자세를 잡는다.

▶ 느리고 귀여운 나무늘보처럼 아주 천천히 오른팔 힘을 빼서 머리 앞으로 끌어오고, 다른 한 팔도 천천히 뒤로 보내면서 중심을 잡는다.

▶ 이 자세를 유지하고 입꼬리를 옆으로 올린다.

▶ 팔을 앞뒤로 반복하기를 할 수 있을 만큼 천천히 해본다.

▶ 정확한 자세로 3번 정도 하면, 요가 20분 한 것만큼 몸이 열리고 땀이 난다.

● 응용 2단계

▶ 나무늘보가 물구나무를 서서 나무에 매달려 사는 흉내를 내어 얼마나 힘든지 느낀다.

▶ 두 발을 어깨 넓이로 벌리고 고개를 약간 들고 천정을 보고 허리를 뒤로 젖힌다.

▶ 1단계의 팔 동작을 해본다. 이것은 택견을 능가하는 고강도 운동이다.

5. 기린 웃음운동

1. 기린 이야기

기린은 짝짓기 시기가 되면 '먼로워킹'을 선보인다. 엉덩이를 좌우로 흔들며 실룩거린다. 엉덩이를 흔들 수 있다는 것은 건강함과 섹시함을 뜻한다.
더 마음이 가까워지면 긴 목을 옆으로 젖혔다가 돌이키면서 힘차게 부딪힌다.

아프리카의 초원 세렝게티 하면 떠오르는 장면 중에 당신은 분명히 목이 길고 경중경중 뛰어가는 아름다운 기린의 모습을 상상한다. 목이 긴 기린은 어딘지 모르게 섹시하고, 한참을 보고 있어도 지치지 않는 매력적인 동물이다.

왜 다른 동물에 비해 목이 길고 키가 큰 기린이 섹시할까 생각하며 기린이 걸어가는 뒷모습을 지켜본다. 바로 걸음걸이가 다른 동물과 다르다.
영화 "나이아가라"에서 마릴린 먼로가 탱탱한 엉덩이를 좌우로 실룩실룩 흔들며 걷는 모습이 꼭 기린이 구애를 할 때 기분 좋게 걷는 모습과 크게 다르지 않음을 알 수 있다. 마릴린 먼로의 걸음걸이인 '먼로워킹'처럼 인상적이고 섹시한 걸음걸이가 바로 '기린워킹'이다.

지구상에서 가장 키가 큰 기린은 새끼의 키도 가장 클 수밖에 없다. 갓 태어난 기린의 새끼 키는 1m 80cm 정도이다, 다 자라면 5m가 넘는다. 기린은 목이 길지만, 목뼈가 7개 밖에 안된다. 머리 위에는 또 5개의 단단한 뿔도 가지고 있다.

기린은 성대가 없어 벙어리인 줄 알겠지만, 생물학자들은 위급한 상황에서 내는 "무~" 하는 낮은 소리를 관찰하였고, 어린 기린도 어미와 같은 소리를 낸다고 한다.

세상의 모든 동물은 소리를 내고 의사소통을 하는데 유난히 기린이 목소리를 못내는 이유가 뭘까? 성대는 왜 퇴화되어 거의 없는 것일까? 기린웃음을 만들어야 하는 사람으로서 궁금했으나, 의외의 답을 들었다. 키가 크기에 위험한 적의 움직임을 훤히 볼 수 있어, 기린은 소리를 지르지 않고 그냥 도망치는 것이다. 물을 먹을 때는 긴 두 다리를 좌, 우로 쫙 벌려서 엉거주춤한 자세를 취한다. 기린은 싸울 때는 목으로 내리 찍으면서 서열을 정하기도 한다.

짝짓기 시기가 되면 마음에 드는 상대 옆으로 가서 엉덩이를 살짝 치기도 하면서 '먼로워킹'을 선보이며, 엉덩이를 좌우로 흔들어 실룩거린다. 엉덩이를 흔들 수 있다는 것은 건강함과 섹시함을 뜻한다. 암컷은 슬쩍 수컷의 몸에 기대거나 비비거나 밀고 당기기를 즐긴다. 이렇게 엉덩이를 흔들며 애교를 부린다.

수컷 기린에게는 암컷 기린의 '먼로워킹'의 시각적 자극은 강렬하고 중요한 의미를 가진다. 성대가 퇴화되어 목소리로 사랑의 속삭임을 전혀 주고받을 수 없을 뿐 아니라, 다른 동물과는 달리 성선샘도 발달되어 있지 않아 중요한 사랑의 시그널이 바로 "먼로워킹"인 것이다.

더 마음이 가까워지면 긴 목을 옆으로 젖혔다가 돌이키면서 힘차게 부딪힌다. 목이 X 자 모양을 만들면서 어긋날 때는 나뭇가지가 사정없이 꺾어질 때처럼 "픽" 소리가 난다. 암컷과 수컷이 하나가 되어가는 준비과정이다.

마침내 마음이 하나가 되면 암컷이 배뇨를 하게 되고, 이때 수컷은 냄새를 맡으며 입을 벌려 잇몸을 드러내고 콧등을 살짝 찡그려 하늘을 보고 씩 웃는다. 기린이 웃는다는 것이 우습게 느껴지지만, 학술용어로 이를 '플레이맨'이라 한다. 이런 플레이맨 기질을 보이는 동물로는 사자, 호랑이도 있다.

2. 기린 웃음운동 즐기기

♫음원: 미련한 사랑

QR코드를 찍으면
웃음운동 동영상을
볼 수 있습니다.

● 운동 효과

기린 웃음운동은 사람의 눈을 바라보면서 목으로 서로를 감싸주는 웃음운동이다.
기린 웃음운동은 목 운동과 척추기립근 강화에 매우 도움이 된다.
기린은 짝짓기가 시작되면 마릴린 먼로 워킹을 하고 엉덩이를 좌우로 흔들며 씰룩
거리기 시작한다. 목운동 후, "어머나"하며 서로 엉덩이치기를 해본다.

1단계 한 손은 뿔, 한 손은 허리에 대고 천천히 돌리기

▶ 한 손은 허리에, 한 손은 머리 위에 가볍게 두고, 손가락 5개를 벌려서 이마
위에 세운다. 허리를 90도로 구부리고 목을 앞으로 쭉 내밀고 아주 천천히 오른
쪽에서 왼쪽으로 2~3번 정도 돌린다.

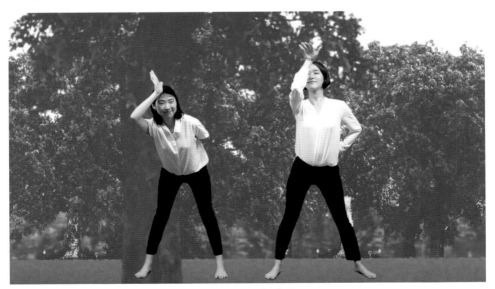

1단계 한 손은 뿔, 한 손은 허리에 대고 천천히 돌리기

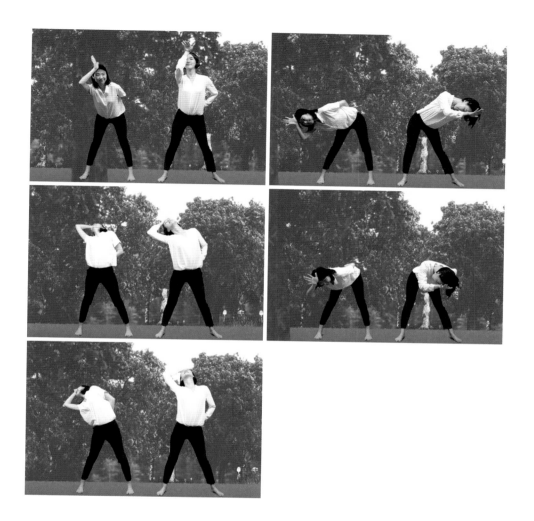

▶ 팔을 바꾸어 한 손은 허리에 대고, 한 손은 머리 위에 가볍게 두고,
  손가락 5개를 벌려서 세운다.
  목을 앞으로 내밀고 천천히 아주 천천히 오른쪽에서 왼쪽으로 돌리면서
  내 짝을 찾아보는 것이다.

2단계 구애하기 - 먼로 워킹으로 엉덩이 치기

▶ 1단계 자세에서 눈을 마주보고 고개를 아래위로 몇 번 흔들어 인사를 한다.
  이때 입을 옆으로 벌리고 소리는 내지 않고 크게 웃어본다.
▶ 마음에 든 두 사람이 짝꿍이 되어 서로 엉덩이를 살짝살짝 부딪히면서 앞으로
  8박자 뒤돌아서 8박자로 이리저리 걷는다.

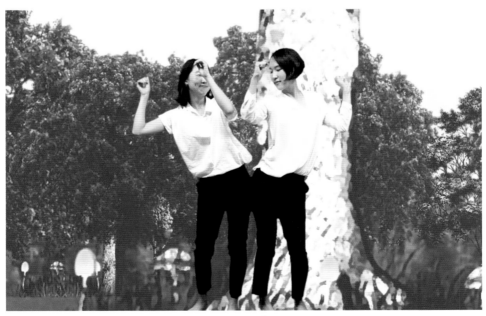

2단계 구애하기-먼로 워킹으로 엉덩이 치기

▶ 마릴린 먼로처럼 섹시하게 이리저리 걷는다.

▶ 제자리걸음에서 엉덩이만 좌우로 흔들면서 소리 없는 웃음을 끌어내도 좋다.

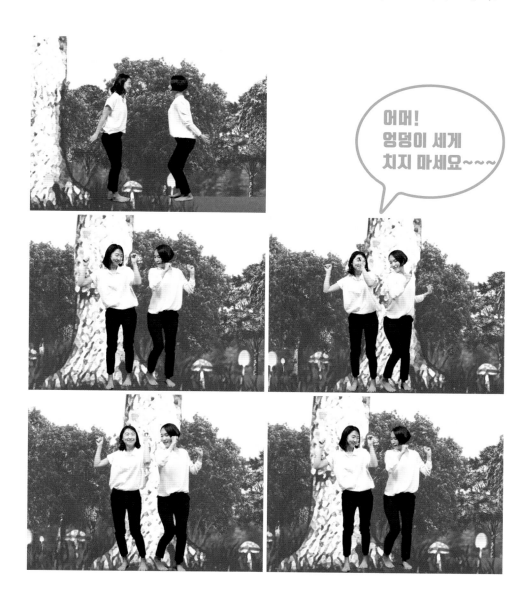

어머!
엉덩이 세게
치지 마세요~~~

3단계 목으로 서로 비비기

▶ 구애를 위한 마지막 단계로 목을 길게 내밀고 좌우로 고개를 흔들거려본다.
  이어서 목을 내밀고 허리부터 머리까지 좌우로 가볍게 흔든다.
▶ 목의 길이가 비슷하거나 키가 비슷한 사람끼리 목을 내밀고 서로 목을
  교차한다.
▶ 서로 가까운 친구라면 목을 상대방의 목에 올려놓고 잠시 쉬어도 좋다.
  목과 목이 만나면 저절로 웃음이 자글자글 터져 나온다.
  목의 길이가 비슷하거나 키가 비슷한 사람끼리 목을 내밀고 서로 목을
  교차해 보라.

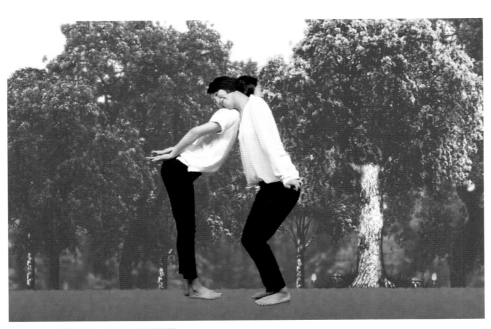

3단계 **목으로 서로 비비기**

124

▶ 아이와 목을 비비거나, 웃음 친구끼리 목을 빼고 서로 기린처럼 목을 비빈다. 유치하면서도 천진난만한 웃음을 되찾고, 기억에 오래오래 남는 추억이 된다.

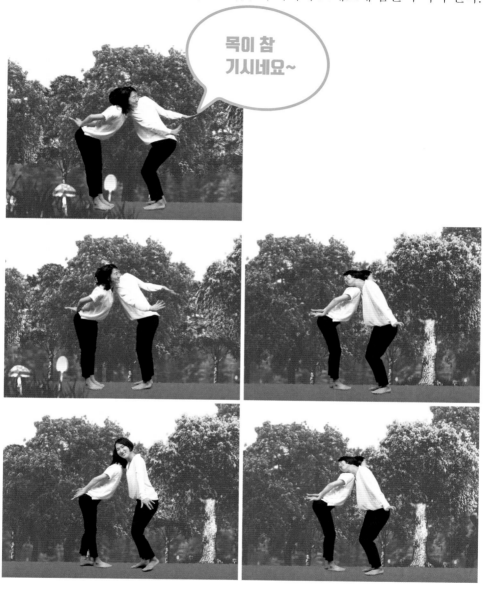

3. 얼짱 웃음운동 후 달라진 모습

1. 얼짱 웃음운동 후 달라진 사례

사람들이 어떻게 웃는지 자세히 보자.
웃음소리의 떨림과 울림에 사람의 인간성이 드러난다.
품격, 인격이 드러난다고 웃는 일에 미리 겁을 낼 필요는 없다.
인격이 달라지면 웃음소리도 달라진다.
나이가 들면서 웃음이 많아지기가 쉽지 않다. 웃을 일 없이 몇 년 지나고 나면 얼굴의 웃음 근육은 없어지고, 실제 뇌 속에 자리하는 웃음보의 크기도 콩알 반만큼 작아져 있거나 눈을 감아버린다.

수년간 진료 보러 올 때 마다 짜증만 내던 한분이 의사의 권유로 웃음치료 교실에 참여한 뒤 웃음소리가 완전히 달라졌는데 하루는 그분이 아내와 함께 왔다.
아내가 말하기를 우리 아저씨는 호통치는 일 외에는 잘 하는 것이 없는 양반이었어요. 수년간 밥상이 제시간에 차려지지 않아도 호통치고, 어디 나갈 때 남편보다 앞서가면 버릇없이 앞서간다고 소리치고, 이제 나이 들어 빨리 못 걸어서 늘어지면 빨리 못 따라온다고 화를 내서 어디 같이 가는 것이 무서웠는데 이제는 짜증을 내지 않는다는 것이다.

웃음교실 다니고 나서 웃음이 얼굴에 간간이 보이기 시작하더니 6개월 지난 어느 날 세상이 없어져도 봐야하는 가요무대를 뒤로 하고, 갑자기 목도리도마뱀 모습을 하면서 "으하하"따라 해보라 했다. 처음엔 실성을 했나 싶어 무섭기도 했지만, 조금씩 보여준 웃음을 보았기에 영감이 변했구나 싶어 속으로는 좋았다고 한다. 호탕한 웃음소리를 처음 들어보았다는 것이다. 지금 바램은 웃음소리가 더 살아나서 평생 못 웃었던 시간을 이렇게라도 보상받고 싶다고 한다.

2. 얼짱 웃음운동 후 달라진 나의 모습

● 나의 현재 모습 적기 (년 월 일)

_____

_____

_____

_____

_____

_____

_____

_____

● 웃음운동 후 마음변화 적기 (년 월 일)

_____

_____

_____

_____

_____

_____

_____

_____

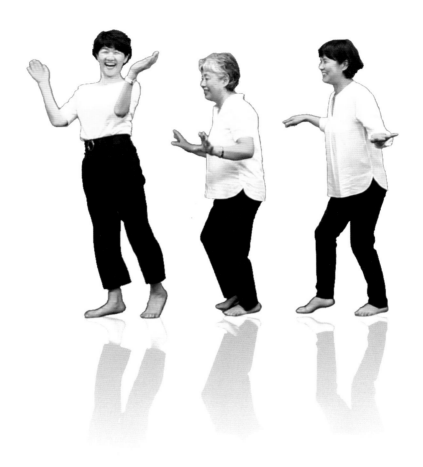

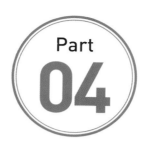

Part 04

말랑말랑 관절짱
동물웃음

1. 관절을 말랑말랑하게 만들기

1. 관절의 나이는?

대부분의 사람들은 몇년 뒤 시간에 여유가 생기면 마음껏 산으로 들로 다니겠다고 말한다. 그러나 몇년 뒤 대부분의 사람들은 여기저기 정형외과를 찾아다닌다.

마음 같지 않게 조금만 걸어도 무릎이 아파서 운동을 못하고, 운동기구를 들고 하는 헬스장에서는 기구가 조금만 무거워도 힘들어서 못하고, 동작이 조금만 어려우면 복잡해서 못하고, 배가 나오기 시작하면 숨이 차서 못한다.
결국 하고 싶은 마음보다는 하기 싫은 마음이 더 커져 버린 상태다.

"에이구 에이구, 아이구 아이구~~~"
방바닥에 누울 때, 앉을 때, 그리고 여행지에서 차에 오르락 내리락할 때 들을 수 있는 소리다. 이 소리를 내고 있다면 당신은 오래지 않아 정형외과나 요양원에서 휠체어에 앉아있게 될 것이다.

"에이구 에이구" 이런 소리를 내지 않고 웃으면서 할 수 있는 운동이 바로 관절강화 동물웃음운동이다.
4년간 '나이스바디 21' 웃음다이어트 프로그램을 하면서 이들의 심리와 함께 중년여성에게 원 없이 웃어도 부작용이 없는 웃음운동이 바로 이임선의 쏘로로 동물웃음 타바타이다.

2. 중년, 몸에 나타난 변화

웃음운동에 대한 인체의 반응은 신경학적 반응, 호르몬의 분비량 및 근육활동에 필요한 영양분 저장 방식에 따라 달라진다. 특히 신경계의 변화, 심혈관계, 근골격근의 변화가 있다.

● 신경계의 변화

영어단어를 암기하다 보면 놀랍게도 새로운 한 개를 외우면 알고 있던 영어 단어 10개가 사라지는 느낌이 들때가 있다. 반복하다 보면 다행히 머리에 그물들이 하나 둘 생기는 것을 느낄 때도 있다. 다소 안심이 되지만 이것도 그리 오래 가지 않는다. 바로 신경의 전도속도가 느려지고, 반응시간이 느려지기 때문이다. 웃음운동에서는 이 속도를 충분히 고려하여 반복과 동작의 변화를 조절한다.

● 심혈관계 변화

나이 들어 운동을 하면 운동시 일시적으로 혈압이 오를 수 있지만, 웃음운동뿐만 아니라 운동을 지속하다 보면 혈압은 낮추어 진다. 웃음운동은 혈류량이 증가하며 모세혈관의 효율이 높아진다. 나이가 들수록 좌심실에서 뿜어내는 심박출량이 줄어들어 최대심박수가 낮아진다. 우리나라 사망 1위는 뇌와 심장 질환인 관상동맥 질환이 많다. 웃음운동은 혈관 벽을 튼튼하게 하고, 피를 맑게 한다.

● 근 골격근 변화

인체의 근육은 3가지로 심장근, 평활근, 골격근으로 이루어져 있다. 인체는 필요한 일의 형태와 양에 점진적으로 적응하며, 무거운 중량은 스스로 골밀도를 높인다. 외부에 가해지는 무게 저항에 대응하여 근육은 반복적으로 수축 이완하면서 근력이 강해진다.

그러나 나이가 들면 20대와 60대와의 근력 차이는 무려 20%이다. 골밀도는 여성은 35세부터 뼈 질량이 매년 1%씩 감소하며 칼슘이 부족하고, 폐경이 오면 더욱 심해지며 유연성도 감소하고 규칙적인 활동도 저하된다.

3. 굳어진 몸과 마음을 변화시키기

심장, 무릎, 허리, 허벅지, 엉덩이, 뇌근력운동을 해야 한다. 구령 크기와 구령 횟수에 맞추어 관절이 열리며 근육이 운동한다. 즐거움에 몸동작 크기가 자신도 모르게 커진다. 50견으로 어깨를 올리지 못한 분이 어느 날 춤추며 놀다가 어깨가 올라갔다는 이야기는 많이 들어 보았을 것이다.

피를 뽑기 위해 대기번호를 받고 새벽부터 일찍 채혈실 앞에서 종종거린다. 약국에도 대기번호 180명을 기다려야 한다. 병원 대기실에서 기다리는 시간이 산에 오르는 시간보다 더 길어진다는 것을 느낀다. 나이가 들어 몸 구석구석 해야 할 검사는 많아지고, 약의 갯수는 늘어나며 몸과 마음은 지치고 굳어진다.

76세 남편은 심장내과, 호흡기내과로 하루가 멀다 하고 병원으로 출근하고, 아내는 당뇨, 고지혈, 골다공증으로 한달에 20일은 병원에 다닌다. 병원 대기실의 지친 기다림 끝에 만난 담당교수에게서 반드시 듣게 되는 한마디가 바로 "운동하세요" 이다. 병원 대기실이 아니라 마음대로 걷고 싶다면 심장과 폐 기능, 위장 등의 건강에 더해서 무릎, 허리, 허벅지와 엉덩이, 뇌근력운동을 해야 한다.

체력 단련실에서 중년이 기구에 매달려 낑낑 거리다가, 힘들다고 자전거에 앉아 TV 보며 발만 굴린다. 그렇게 체력단련실에서 운동을 하면, 다리에 근육은 소멸되고 배만 나오는 두꺼비 배가 되어간다. 운동 시작전에 15개로 정해진 스쿼트는 14개부터 더욱 힘들고 16개는 엄청 힘이 들어 운동 못할 합당한 이유가 만들어진다. 우리 뇌가 벌써 한계를 정해 놓고 그 범위 안에서만 에너지를 내는 것이다.

동물웃음운동은 웃음소리와 신나는 음악이 있어 흥미를 유발하고 집중하므로써 몸이 열린다, 당신이 키워내는 웃음소리가 당신의 몸을 변화시켜 굳세고 건강한 몸을 만드는 것을 알 수 있다.

4. 우리에게 주어진 행복한 시간

"지금 행복하세요?" "예"
"많이 웃고 사세요?" "예"
"좋아하는 일이 있으세요?" "예"
"예"라고 대답한 사람은 "아니오"라고 대답한 사람보다 계산이 안될 만큼 건강
하며, 오래 산다.

좋아하는 일이 없다면 무슨 재미로 살며,
웃을 일도 없다면 굳이 120세까지 살아야 할까?
그리고 지금 행복하지 않다면 행복하려고 조금만이라도 노력해야 한다.
바로 자기가 하고 싶은 그 일, 나에게 자극이 될 수 있는 그 일을 해야만 내 몸과 내
마음이 반응하여 보호를 하게 되고 생명력이 왕성해지기 때문이다.

TV나 책에서 행복에 관련된 프로그램을 통해 행복의 기준이 획일화 되어 버린 듯
하다. 행복은 자신만이 느끼고 바라볼 수 있는 것이기에 가르쳐 줄 문제가 아니다.
스스로 물어보고 행복하다면 충분한 것이기 때문이다.

다만 지금 행복해야 하는 이유가 뭐냐고 묻는다면, 지금 행복해야 미래에 대한 희
망이 생기기 때문일 것이다. 무슨 일이든 좋은 결과를 기대하면서 일을 결정하게
된다. 지금 이 순간이 행복하면 아픈 과거도 좋은 추억이 된다는 것이다.
즉 지금 행복해야 앞으로도 행복할 수 있고, 또한 내가 행복해야 행복한 주파수를
즉 기분 좋은 유쾌한 주파수를 주위 어디라도 보낼 수 있기 때문이다.

5. 관절짱 동물웃음운동 심리

나는 지난 14년간 '어머나~'로 마무리 하는 이 웃음운동 덕분에 16Kg를 감량한 상태를 유지하고 있다. 운동, 특히 웃음운동 관련 웃음 다이어트를 하면서 운동을 지속하지 못하고 중도에 탈락하는 사람들이 먼저 가졌던 질문의 내용은 무엇이고, 끝까지 프로그램을 지속하여 목표를 달성한 사람들의 질문은 무엇인가?

포기하는 사람들은 이 운동을 "얼마나 해야 해요?" 이었고, 마지막 탄식은 "역시나" 이다. 힘들어 운동을 많이 안 하고 단시간에 살을 빼고 싶다는 욕심인 것이다.
운동을 끝까지 했던 사람은 이 운동은 "어떻게 하는 거예요? 재미있나요?"이었고, 마지막 감탄사는 "어머나~~~ 어머나~~~ "로 다른 감탄사가 연속 터져 나왔다.

● "어쩌나" 변화하고 싶은 욕구

여자들은 대부분 백화점에서 입고 싶은 옷을 골랐지만, 제자리에 걸어 두고 나왔을 경우 다이어트를 결심한다. 다시 한 번 거울 앞에 선 자신의 몸을 보거나 체중계에 올라서게 된다. "이를 어쩌나~" " 언제 이렇게 살이 쪘을까?" 누구의 허락도 없이 이렇게 살이 찐 것에 대해 탓한다. 이것을 어쩌나!

● "얼마나" 변화할 수 있는 능력

얼마나 해야 하는지가 가장 슬프고도 큰 질문이다.
다이어트를 하는 사람과 공부를 하는 사람의 첫 질문이 바로 "얼마나 해야 하나요? 얼마나 먹어야 하나요? 얼마만큼 운동을 해야 하나요?"라고 묻고 또 묻는다.
가장 확실하게 말할 수 있는 것은 웃음운동은 땀이 날 때 까지, 숨이 턱에 찰 때 까지 20분 이상 스트레칭을 하라고 말한다.
"지방(살) 1kg를 빼는데 얼마나 운동해야 해요? 얼마나 웃어야 해요?"
살 1g은 9Kcal에 해당 하며, 1kg 감량은 7,000~9,000 Kcal 소모해야 한다.
요가나 필라테스를 한 시간 하면 200~250 Kcal 소모된다.

한 달에 2Kg을 빼려면 매일 약 500Kcal 소모해야 한다.

하루 10분 웃음은 40Kcal 열량이 감소하지만 하루 종일 웃을 수도 없고, 더구나 혼자는 단 1분도 웃기가 어렵다.

나도 잘 웃지만 혼자 1분 이상 웃어본 적이 없다. 함께 일단 21일간만 웃어보자.

● "혹시나" 변화해야 하는 이유

혹시나 하기 싫은 운동을 하지 않고, 또 고통스런 배고픔을 참지 않고도 살을 뺄 수 있는 방법이 없나 고민하게 되고 인터넷을 샅샅이 뒤지기 시작한다.

걸려든 것이 아니라 자신이 선택한 초간편 다이어트에 결제를 한다.

살이 쉽게 빠질 거라는 혹시나 하는 기대감이 간절해진다. 우리는 어차피 불합리한 선택을 해 놓고 아주 많은 이유들로 혹시나 하는 나의 불안한 마음에 위로하기 시작한다. 역시나 쉬운 방법은 또 다른 부작용을 얻는다.

운동을 하다보면 힘들어서 하기 싫고, 운동보다 더 힘든 것이 배고픔이다.

다이어트는 더 힘들다. 혹시나 힘들지 않고 살 빼는 약이 있나 해서 찾게 된다.

쉽게 뺀 살은 반드시 또 다른 대가를 혹독하게 치른다. 내가 그랬다. 아무리 먹어도 살이 찌지 않는 약이라 하여 월급의 80%를 지불하면서 2년을 먹었지만, 단 0.5kg도 빠지지 않았다.

● "어머나" 변화 후 결과

"어머나~" 21일이 지난 뒤 여러분 스스로 "어머나~"를 외치게 될 것이다.

21일간의 동물웃음운동이 지나고 나면 입가에 웃음 줄이 생긴다. 바로 입꼬리가 올라간다.

내 몸이 변하기 시작하는 6개월이 지나 7개월쯤 되면 확실히 몸이 변한다. 근력이 붙어 에너지가 넘친다. 볼륨이 생긴다. 나잇살이 없어진다. 즉 나이스 바디가 된다. 다른 사람이 감탄사를 보내 준다. "어머나~ 멋있다고", "예쁘다고", "젊어 보인다고!" 이 맛에 운동은 지속되고 젊음도 건강도 유지 된다.

2. 관절짱 동물웃음운동

1. 캥거루 웃음운동

1. 캥거루 이야기

캥거루는 태평양 가운데 외톨이로 떨어져 살다보니 대륙의 동물들과는 다소 다르게 진화해 왔다고 볼 수 있다. 육아낭을 가진것도 그렇고, 수컷의 경우 꼬리 밑에 고환, 그 밑에 음경이 붙어 있어야 하는데 다른 동물과는 다르게 돌기만 하나 나와 있을 뿐 아무것도 없다. 캥거루의 모든 것은 이 꼬리 밑의 돌기에 총 집합되어 있는 것이다.
고환 밑에 음경이 있는 것이 아니라, 음경 밑에 고환이라는 파격적인구조를 가진 것이다.

캥거루를 가까이에서 보면 사슴의 눈, 토끼의 코, 쥐의 발을 가지고 있으며, 오스트레일리아와 뉴질랜드 그리고 주위의 섬들에 살고 있다.

캥거루는 다른 일반 동물처럼 발정기란 시기가 있어 이때에만 짝짓기를 시도한다. 발정시기가 되면 암컷은 고유의 성적 향기를 발산하고, 이 냄새에 따라 수컷은 사랑의 상대를 찾아 암컷 뒤를 철저히 따라 다닌다. 일정한 거리를 두고 끈질기게 쫓아다닌 수컷에게 암컷은 더욱 더 강한 사랑의 향기를 발산하며 응답을 한다.

암컷 뒤를 쫓는 수컷이 한 마리라면 문제가 없으나, 동물사에도 싸움의 대상은 있다. 암컷 앞에서 죽음을 각오한 결투를 벌일 수 밖에 없다. 암컷을 두고 싸워야 할 때는 캥거루 특유의 킥복싱이 펼쳐진다. 처음엔 킥복싱을 하는 것처럼 앞발로 견제 잽 정도로 하다가 틈을 보아 꼬리를 바닥에 두고 엄청난 파워를 가진 뒷다리로 상대방의 배를 사정없이 걷어차는 것이다. 암컷을 차지하기 위해서~

싸움이 진행될수록 견제 잽을 하다가 이때다 싶으면 강력한 꼬리를 땅에 딛고 굵고 단단하고 길죽한 뒷다리 두 개를 굴려서 상대방의 배를 사정없이 걷어찬다. 뒷다리는 생기다 만 앞발과는 달리 크고 강하기에 용수철처럼 뛰어 오른다.

용수철처럼 뛰어올라 상대방의 배를 먼저 차는 수컷이 이길 정도로 캥거루의 킥은 강력하다. 킥을 허용한 상대는 놀라서 다시 싸움을 시도할 엄두를 못 낼 정도이다. 이렇게 결투를 해서 이기면 연인을 차지할 자격이 주어지는 것이다.

캥거루는 짝짓기 후 30~40일 만에 새끼를 낳는데 길이 2.5cm, 무게 1g 밖에 안 된다. 갓 태어난 새끼는 자기 힘으로 어미의 배에 있는 아기 주머니에 꿈틀거리며 도착해야 한다. 주머니 안으로 기어들어간 새끼는 그 속에 있는 젖꼭지를 빨며 자란다. 주머니 안쪽에는 4개의 젖꼭지가 있는데, 젖을 먹고 5~7개월 정도가 지나야 엄마로부터 완전 독립선언을 한다. 캥거루는 자라면서 에미 주머니를 답답해하며 자주 탈출을 하나, 위협을 느끼면 바로 주머니 속에 숨어서 고개만 내민다.

완전히 성장한 캥거루는 강력한 파워의 뒷다리로 3m 이상 뛰어 오르고 넓이 뛰기도 타의 추종을 불허할 만큼 멀리 뛴다.

콩콩콩 뛰어 다니는 모습이 그려지지 않는가! 나이가 들수록 근육이 줄어드는 사람과는 달리, 캥거루는 나이가 들어도 싸움도 잘하고, 근육도 많아지고 뛰기도 잘한다.

운동을 해도 자꾸만 근육이 빠져나가고,
근육이 빠져 나간 자리에 지방이 오독오독 붙어버린다.
운동중에 쉽게 지쳐버리는 운동이 가뿐하게 뛰어 올랐다가 바로 사뿐히 착지하는 것인데 이게 제일 어렵다.
근육이 없기 때문이고 방법을 모르기 때문이다.
캥거루의 움직임, 캥거루의 뜀뛰기를 지켜보며 웃음운동을 만들어보았다.

2. 캥거루 웃음운동 즐기기

♬음원: 빠빠빠

QR코드를 찍으면
웃음운동 동영상을
볼 수 있습니다.

● 운동 효과

캥거루 웃음운동은 사람이 한 걸음 걸을 때 필요한 엉덩이 근육, 대퇴 근육, 아킬레스 근육을 강화 시키는데 도움이 된다.

사람은 나이가 들면 들수록 근력이 약해지지만, 캥거루는 나이가 들수록 근육량도 많아지고 근력이 좋아진다는 점에서 이 웃음 기법을 표현해 본다.

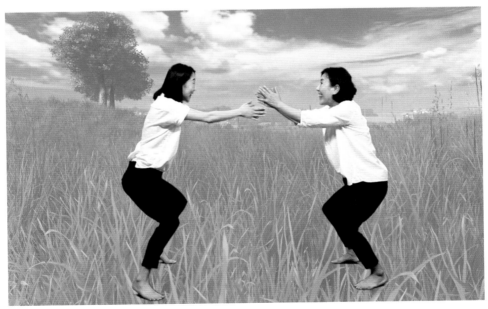

1단계 앞뒤 웃음 박수 치기

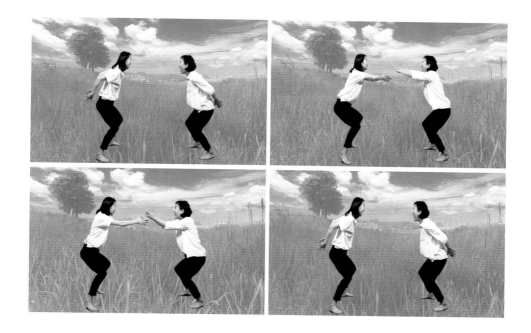

1단계 앞뒤 웃음 박수 치기

▶ 뒤꿈치를 들고 풀을 뜯는 것처럼 앞으로 숙이고 박수를 치면서,
  아하하 3~5초 정도 웃다가 뒤로 허리를 세우면서 웃음 박수를 친다.
  천천히 이 동작을 숨이 찰 때 까지 반복하면 된다.
▶ 약간 무릎을 구부리고 있다가 음악이 나오면 뒤꿈치를 살짝 들고,
  앞뒤 1.2.3.4 건강박수 를 친다.
  이때 하하 소리를 내면서 앞뒤 박수를 치다보면 심장 박동수가 빨라진다.
▶ 뒤꿈치를 들고 가볍게 뛰면서 앞뒤 박수를 친다.
  이 운동을 반복하면 엉덩이 근육, 허벅지 근육 그리고 아킬레스 근육까지
  탱글탱글해진다. 불에 타는 느낌이 올 것이다.

2단계 엉덩이 좌우 튕겨 올리기

▶ 두 다리를 약간 모으고 뒤꿈치를 들고 엉덩이를 오른쪽으로 튕기며 뛰어 오르고 다시 왼쪽으로 같은 방법으로 음악에 맞추어 최소 10번 이상 반복한다.

▶ 엉덩이를 위로 튕길 때는 살짝 구부린 팔꿈치도 섹시하게 올린다.

▶ 이렇게 반복이 끝나고 나면 제자리에서 발을 구르고, 손뼉을 치면서 최대한 빠르게 박장대소를 한다.

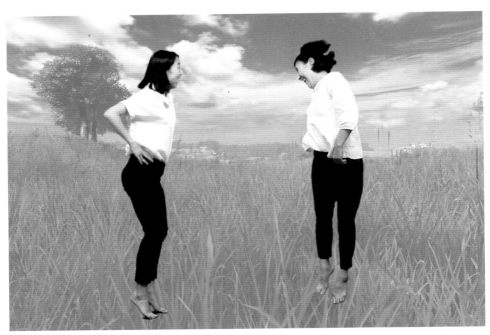

2단계 엉덩이 좌우 튕겨 올리기

▶ 다시 한 번 똑같은 방법으로 엉덩이를 옆으로 튕겨 올리는 운동을 해본다. 이 동작을 좌우로 10개씩만 할 수 있어도 심폐기능은 물론 캥거루가 가진 근육을 가졌다고 말할 수 있을 것이다.

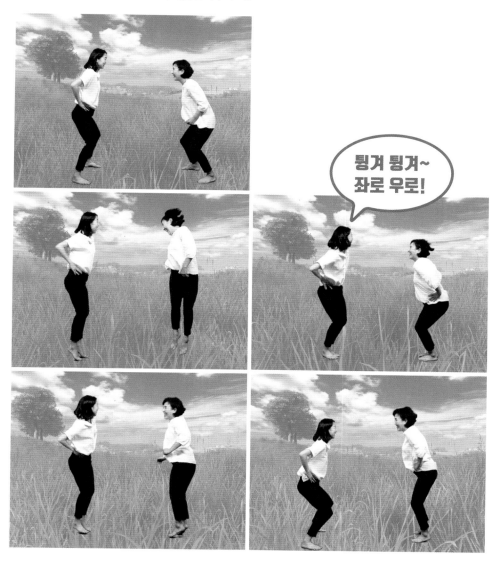

튕겨 튕겨~
좌로 우로!

3단계 마주보고 한발 높이차기 (점프하기)

▶ 구애작전 들어가기 전에 팔굽혀 펴기를 5~10번 정도 한다.
   팔굽혀 펴기를 하면서 웃음소리를 자아낸다.(땅에 엎드릴 필요는 없다)

▶ 마주 보고 앞발을 모으고 뒤꿈치를 들고 서로 점프를 하면서 무릎 한번,
   박수 한번을 10번 정도 반복한다.

▶ 마음에 든 두 사람은 가슴 앞에서 서로 손을 맞잡고 '콩콩콩' 점프를 하며 자리
   를 이동한다.

▶ 두 사람은 양손을 허리에 두고 서로 마주 보면서 한발씩 멀리 차 준다.
   뒤꿈치를 들고 한발씩 발을 90도로 뻗으며 힘차게 "하 ~" 소리를 낸다.
   개수를 정하고 할 필요는 없다.

▶ 더 오래 발차기를 한 사람이 이긴 것으로 간주하고, 이긴 사람이 진 사람에게 어
   떤 명령을 내릴 수 있다. 큰소리로 "10초간 사자웃음을 웃어 보아라" 또는
   "내 다리가 몹시 아프니 000 하거라" 등 여러 가지 웃음 기법이나 보살핌을 받는
   마무리로 큰 웃음을 끌어낸다.

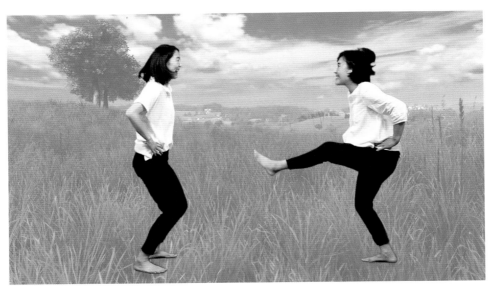

3단계   마주보고 한발 높이차기

● 응용 즐기기 (아이와 엄마)

양팔을 앞으로 벌리고 살짝 구부려 엉덩이를 좌우로 흔들며 캥거루가 뛰듯이 점핑하며 앞으로 나가거나 제자리 뛴다.

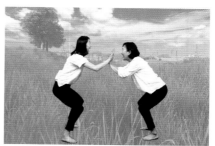

응용 1단계

▶ 두 사람이 한팀이 된다. 웃음 크기로 엄마 캥거루와 아기 캥거루로 나눈다.

▶ 엄마 캥거루가 양팔을 둥글게 벌려 약간 다리를 구부려 앉는다.

▶ 아기 캥거루는 두 다리를 모으고 뒤꿈치를 들고 엉덩이를 옆으로 살짝살짝 흔들며 사뿐사뿐 5~10번을 뛴다.

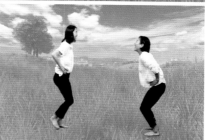

응용 2단계

▶ 아기 캥거루는 엄마 팔에 들어가 고개를 내밀고 마주 보고 3~5초 웃는다. 둘이 마주보고 뒤꿈치를 올려 박장대소를 한다.

▶ 아기 캥거루가 엉덩이를 내밀고 빠져 나오고 다시 두 다리를 모으고 사뿐사뿐 5~10번을 뛴다.

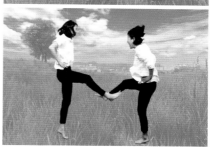

응용 3단계

▶ 두 사람은 다시 암컷 수컷 캥거루가 되어 발차기 구애작전 들어가기 전에 팔굽혀 펴기를 5~10번 정도 한다.

▶ 마주 보고 앞발을 모으고 뒤꿈치를 들고 서로 점프를 하면서 무릎 한번, 박수 한번을 10번 정도 반복한다. 두 사람은 가슴 앞에서 손을 맞잡고 서로 점프한다.

▶ 힘자랑을 겨루는 두 사람은 옆에서 힘차게 뒤꿈치를 들고 한발씩 발을 90도로 뻗으며 힘차게 "하" 소리를 낸다.

2. 지렁이 웃음운동

1. 지렁이 이야기

지렁이는 조직에서 물질을 분비하여 짝을 찾고, 근육을 수축하여 열정적인 사랑을 나눈다. 꿈틀거릴 때 마다 근육이 수축하면서 더 굵어지며 긴 사랑의 시간을 갖는게 아닌가!
움직이는 근육은 부드러우면서도 강하게 보였다.
그래 지렁이다! 지렁이댄스!

지렁이를 좋아하는 사람은 오직 낚시꾼일 것이다.
지렁이는 뱀과 마찬가지로 가까이 하고 싶은 동물은 아니지만, 웃음치료와 결부시켜 지렁이댄스를 한다고 하면 모두 한바탕 웃음을 주는 동물이 된다.

지렁이는 여러 가지 이름으로 불려진다. 경상도 사투리로 '거생이', '거시'라고 했다. 영어로는 earthworm(지렁이), night crawler(밤에 기어 다니는 녀석)이라 불렀다. 두엄더미 등에 떼를 지어 사는 꼬마 '줄지렁이'도 자세히 보면 귀엽다. 나무뿌리 근처에 사는 '회색 지렁이'도 있다. '지렁이'란 말은 '지'는 땅이라는 뜻이고, '~렁이'는 구렁이 등 담을 넘어간다는 의미의 '렁'일 것이다.

지렁이는 폐와, 이빨, 눈은 없지만 심장은 10개나 된다. 피부로 빛의 변화를 감지하고 땅속에서 공기가 드나들게 만든다. 땅에서 수확을 내는 농부의 입장에서는 지렁이는 없으면 안 되는 중요한 생명체이다.
지렁이는 땅속 전체 생물체 중에 80%를 지렁이가 차지하는데 이렇게 많은 지렁이는 무엇을 먹고 사는지 궁금하지 않는가? 지렁이는 썩은 나뭇잎이나 동물 배설물의 단백질과 당분 함량이 많은 유기농 음식을 먹는 것이다.

눈이 없는 지렁이는 먹이를 집까지 운반하는 과정을 통해 땅위의 유기물을 땅속으로 끌어들이고, 또 땅속의 광물을 땅위로 올리는 과정을 통해 스폰지같이 폭신하고 부드러운 미세한 굴을 만든다.

지렁이도 한때는 충분한 사랑을 받았다는 사실을 아는가!
고대 이집트의 클레오파트라는 지렁이를 신성시 했으며, 이집트에서는 지렁이 한 마리를 죽이는 것은 사형에 처하는 범죄 행위였다. 지렁이 울음소리를 들어 본 적이 있는가? 세상에 이보다 더 아름다운 방울소리는 없을 것이다.
암수 한몸인 이 녀석은 밤이 되면 먹이를 찾으러 나온다. 밤에 나돌아 다니려면 눈이 있어야 하는데 눈이 없다. 귀도 없다. 그런데도 짝을 찾을 수 있는 지렁이는 선 조직에서 물질을 분비하여 짝을 찾고, 근육을 수축하여 열정적인 사랑을 나눈다.
사람하고는 달리 밤에 땅속에서 밖으로 나와 2~5시간 정도 짝짓기를 함께 한다.

지렁이가 웃음운동에 찾아온 것은 14년전 암환자 한 분 때문이었다. 웃음교실에서 웃고 나면 조금 살 것 같은데, 3주차 지나 살만하면 또다시 독한 항암제를 맞으니, 웃으며 살고 싶다며 이불 밑에서라도 웃을 수 있도록 해 달란다.

나에겐 엄청난 숙제였다. 아무리 생각해도 떠오르지 않았는데, 주말에 친정집에 갔다가 논에서 지렁이를 보았다. 한참을 지켜보았다. 열심히 꿈틀거렸고, 꿈틀거릴 때 마다 근육이 수축하면서 더 굵어지는게 아닌가!
그래 지렁이의 근육처럼 움직여 보자. 지렁이댄스를 만들어 보자!

지렁이에 대해 책을 보면서 웃음운동을 만들었고, 이 웃음으로 참 많은 사람들이 즐거운 웃음을 만들어 냈고, 특허를 받아도 될 만큼 지렁이댄스는 아름다웠다.
아름다운 지렁이댄스를 동물 웃음운동 기법으로 좀더 운동적 요소를 가미하여 적용하니 혼자서도 웃음이 절로 나온다.

2. 지렁이댄스 즐기기

🎵음원: Elation

QR코드를 찍으면
웃음운동 동영상을
볼 수 있습니다.

● **운동 효과**

지렁이 웃음운동은 몸을 S라인으로 만들어냄으로 자신의 몸이 얼마만큼의 유연성을 가지고 있는지도 알 수 있으며, 허벅지 근력을 키우는데 도움이 된다.

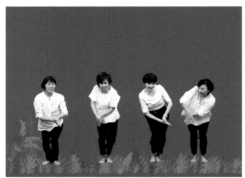

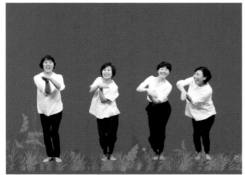

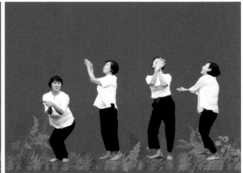

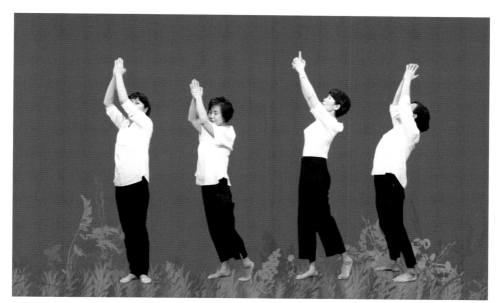

1단계 S 라인으로 꿈틀 거리기

1단계 S 라인으로 꿈틀거리기

▶ 두 손바닥을 밀착하여 손가락 깍지를 만들고 두 손의 검지 손가락만 펴고 하늘
   을 찌르듯 머리 위로 올린다.
   고개는 들고 시선은 검지 손가락 끝에 둔다. 한 쪽 뒤꿈치를 살짝 들어올린다.
▶ 음악이 나오면 깍지를 낀 두 손을 최대한 밑으로 내려와서 천천히 꿈틀거리며
   올라간다.
   몸 전체를 꿈틀거려 본다. 이를 여러 차례 반복한다.
▶ 음악이 빨라지면 감탄사를 지르며 재빠르게 비비고 올라간다.
   온몸에 웨이브를 만들게 된다.

2단계 짝을 만나 등 비비기

▶ 마음에 드는 사람 또는 옆에 있는 사람과 등을 맞대고,
아래위로 꿈틀거리며 균형을 맞춘다.

▶ 천천히 위로 아래로 비비기를 반복한다.
욕심 내지 말고 천천히 편안해 질 때까지 비벼본다.
등을 비빌 때도 "어머나" 감탄사를 외치며 끝임 없이 웃음소리를 쏟아낸다.

▶ 밑에서 위로 올라가면서 비비는데 자꾸만 어긋나서 비비기가 어렵다면,
파트너를 살짝 밀어내고 다른 사람과 바꾼다.

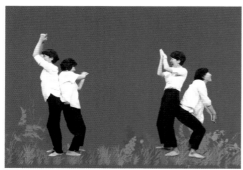

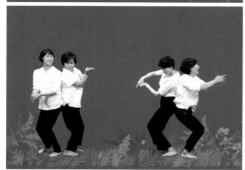

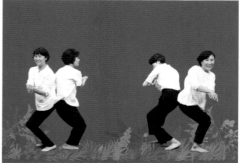

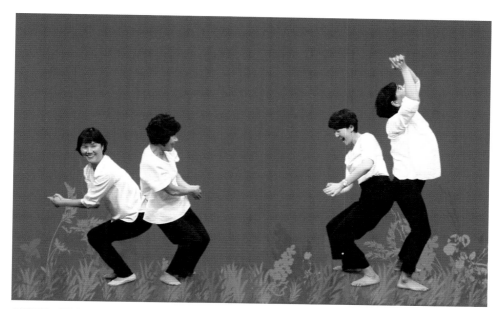

2단계 짝을 만나 등 비비기

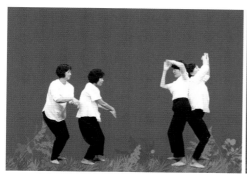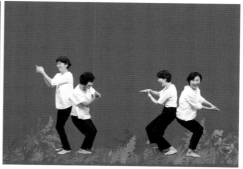

3단계 다함께 크게 꿈틀 거리기

▶ 등을 붙이고 비비기 웃음이 끝나면 치료적 단계로서 예쁜 사람을 앞에 세우고,
더 예쁜 사람이 뒤에 서서 건강한 마음으로 꼭 끌어안는다.
앞 사람은 손바닥을 붙이고 계속적으로 비비며 꿈틀거린다.
▶ 동시에 무릎을 구부리면서 밑에서부터 비비고 올라온다.
이때 당연히 웃음소리와 감탄사가 필요하다.
한참을 하고 난 뒤 서로 바꾸어서 비비기를 해도 좋다.
▶ 두 사람이 한 팀이 되어 가위 바위 보를 해서 진 팀이 이긴 팀 뒤로 가서 붙는다.
이렇게 모두가 한 마리 지렁이가 되면 다시 한 번 허리를 붙잡고 음악에 맞추어
꿈틀거리기를 한다.
모두가 "어머나~ "하고 감탄사를 외치며, 음악이 끝날 때까지 한다.

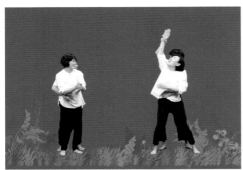

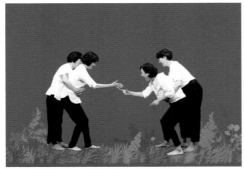

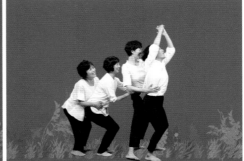

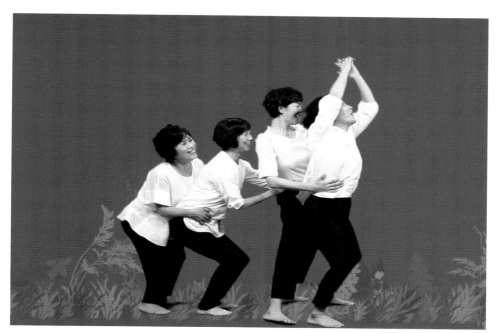

3단계 다함께 크게 꿈틀 거리기

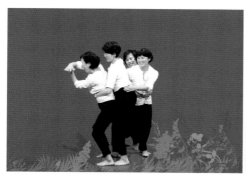 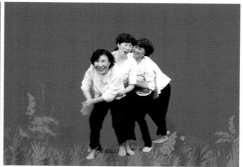

3. 새 웃음운동

1. 새 이야기

웃지 않고 오래도록 홀로 지내온 사람들의 얼굴을 보면 잠시 올빼미를 보는 듯
하다. 다른 새들에게서 느낄 수 없는 고독함, 외로움이 고스란히 담겨있다.
잠시 여러 가지 새 웃음을 통해 날개 짓을 해보자.
어깨가 열리면 마음이 열리고, 마음이 열리면 자연스럽게 얼굴이 열린다.

새들의 짝짓기는 너무나 순간적으로 끝나지만, 동물웃음 기법을 만들면서 새롭게
알게 된 사실은 동물의 생식 행위의 교미는 한 과정일 뿐이며, 구애 하는 과정이 얼
마나 진지하고 아름다운지 알게 되었다. 특히 새들의 구애는 모든 동물 가운데 가
장 아름답고 화려하며, 인간이 결혼 의식을 치루듯이 새들도 의식을 치룬다.

새들이 내는 달콤한 새소리나 특징적인 몸짓, 야한 춤을 추거나, 황홀한 깃을 펼치
거나, 부리를 서로 맞추는 애무, 먹이를 잡아서 선물로 포장해서 크게 보이게 하는
행위는 물론, 집을 지어 암컷을 유혹하는 구애 행동은 모두 짝짓기를 위한 생리적
현상이다. 이런 생리적 구애현상은 매우 솔직하며, 담대한 표현으로 아름답기까지
하다. 감정을 다 드러내는 몸짓으로 적나라할 뿐 허례허식은 전혀 없다.

새들은 화사한 봄날 햇볕을 받는 시간이 길어지면 생식선이 자극되어 성호르몬 분
비가 많아진다. 암컷의 난소에서는 에스트로겐이 분비되고, 수컷의 정소에서는 안
드로겐이 분비되어 수컷은 더욱 더 강한 성적 매력을 발산하기 위해 온몸의 깃털
을 최대한 부풀려 세우고 혼신의 힘을 다하여 낭랑한 새의 울음소리, 즉 사랑의 노
래 소리를 내보내는 것이다.

새들이 먼저 부른 사랑의 세레나데는 이탈리아 말로, "'밤, 저녁"이란 말에서 유래되었으며, 사랑을 고백할 때 부르는 노래다.
창문 밑에서 "오! 사랑하는 아가씨, 창문을 열어 다오! 나의 마음을 받아 주오" 라는 노래는 얼마나 아름다운가!

사랑의 세레나데에 자극 받은 암컷은 에스트로겐 성분이 더욱 왕성하게 분비되고 수컷에 화답하게 된다. 저녁에 우는 새는 님 그리워 운다고 하지만 수컷의 새소리에 암컷의 울음소리 즉 노래 소리는 달라진다. 언제나 아침 일찍, 특히 비온 뒤 시끄럽게 재잘거리던 참새들도 수컷에 화답하는 암컷의 울음소리는 더욱 더 낭낭하고 명랑한 음색으로 변한다.

동물 중에 목소리로 소통하는 동물은 사람, 고래, 박쥐, 앵무새, 참새, 벌새가 모방을 통해 학습한 목소리로 소통 할 수 있다. 또한 벌새는 목소리로 소통하는 법을 안다. 새들은 횡경막은 없지만 성대가 있고, 개구리는 성대는 있고 횡경막이 없어 울음주머니를 가지고 울음을 만들어 낸다.
사람의 울음소리는 횡경막의 수축과 성대를 통해 나오기 때문에 감정에 따라, 근육의 탄력정도에 따라 변한다.

웃음운동에서는 직접 볼 수 없는 알파트로스새와, 사진으로 밖에 볼 수 없는 황새와, 결혼식장에서 간혹 기념품으로 볼 수 있는 원앙새에 대해 이야기를 하려 한다.
동영상 끝 부분에는 앙징스럽게 어미새를 따라 다니는 원앙새를 흉내 낼 수 없어 "우리는 잡새에요"라고 외치는 웃음치료사님들의 재치와 유머에 한바탕 웃음을 만날 수 있을 것이다.

2. 새 웃음운동 즐기기

♬음원: 미련한 사랑

QR코드를 찍으면
웃음운동 동영상을
볼 수 있습니다.

● 운동 효과

새 웃음운동은 알바트로스새, 황새 그리고 원앙새 웃음으로 구분하며,
균형 감각을 잡는데 도움이 된다.
세상에서 가장 큰 날개를 가진 알바트로스새는 팔을 크게 벌려서 버티는 저항 운
동, 황새는 한쪽 다리를 들고 날개짓 하기, 그리고 원앙새는 아주 빠르게 움직이는
것을 형상화한 웃음 기법이다.

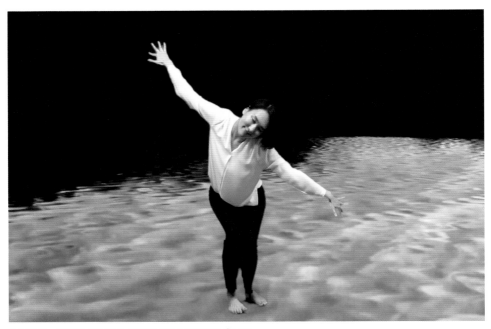

1단계 알바트로스새의 큰 날개짓 하기

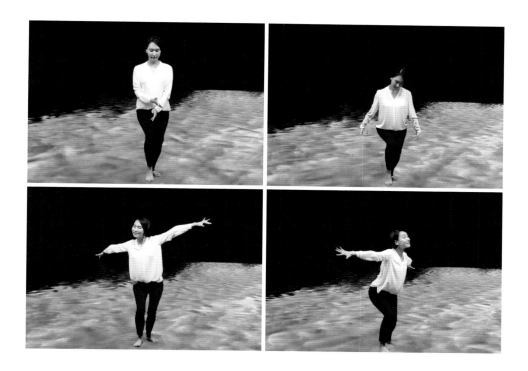

1단계 알바트로새의 큰 날개짓 하기

▶ 날기 직전에 최대한 빠르게 날개 짓을 하고 이륙한 뒤에는 거의 움직임이 없이
  양 팔을 오래도록 펼치고 저항운동을 해야 한다.
  운동적 효과와 재미를 위해 손가락을 활짝 펴고 약간 흔들며 비행을 시작한다.
  이때 손가락 끝을 구부렸다 폈다 하는 동작을 약 20초간 반복한다.

▶ '먹이'라고 외치면 다이빙 하듯이 허리를 구부리면서 어깨 근육, 팔 근육을 풀어
  준다.

▶ 다시 한번 날개를 천천히 옆으로 크게 펼쳐서 20초 이상 크게 흔들고 난 뒤, 10초
  간 두손을 모으고 앞으로 구부린다. 이때 균형감각을 키우기 위해 한발을 들어 뒤
  로 뺄고 먼 곳에 있는 다른 사람을 보고 웃어준다. 이를 여러 차례 반복한다.

2단계 우아한 황새, 두루미의 유혹 - 우아한 날개짓 하기

▶ 날개를 앞으로 옆으로 우아하게 리듬을 타면서 움직인다.

　황새의 날개 짓으로 훨훨 날면서 몸을 풀어준다.

　이후 서로 마주 보고 웃으면서 우아한 날개짓을 한다.

　최대한 우아하게 날개짓을 보여준다.

▶ 날개의 크기와 빠르기로 나의 짝을 찾는다.

　그리고 둘이서 마주보고 20초간 서로 따라 하기를 해도 좋다.

▶ 우아하게 한 발을 높이 올리고 학춤을 춘다. 둘이서 마주보고 한 발을 높이 들고
　앞으로 두 팔을 동시에 너울춤을 춘다.

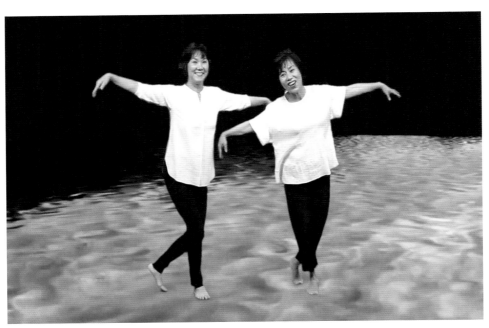

2단계 우아한 날개짓 하기

▶ 구애 직전으로 발끝을 붙여도 보고, 상체를 앞뒤로 좌우로 흔들며 머리를 맞대고 균형을 끝까지 잘 유지한다.

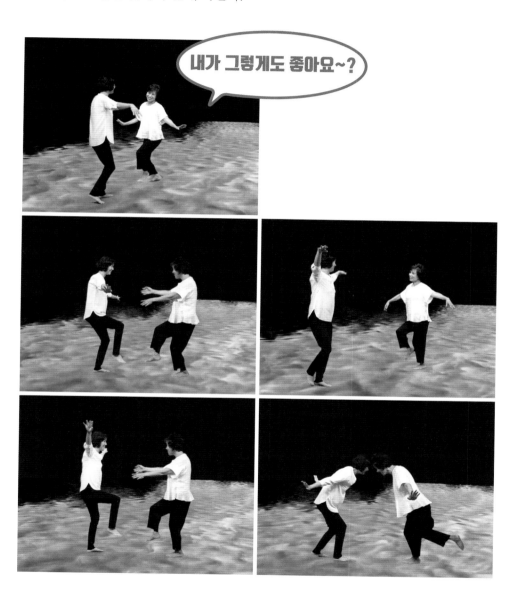

3단계 벌새, 동박새 - 빠르게 날개짓 하기

● 벌새 이야기

세상에서 가장 작은 새는 벌새다. 벌새는 깃털과 날개 근육을 빼고 나면 남는 것도 별로 없지만 뇌의 무게만큼은 인간의 뇌보다 2배나 되고, 자기가 갔던 곳도 기억한다. 날개짓은 초당 200번 이상이다.

벌새의 심장 박동수는 1분에 최대 1,200회 박동하며, 호흡수는 1분에 500회 한다. 날개짓은 아래위로 움직이지 않고, 8자 패턴을 그린다.

벌새는 유일하게 날아 다니면서 전진 후진을 하고, 심지어 배를 하늘로 향하고 날 수도 있다.

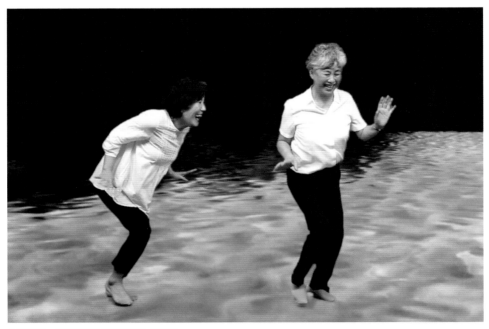

3단계 빠르게 날개짓 하기

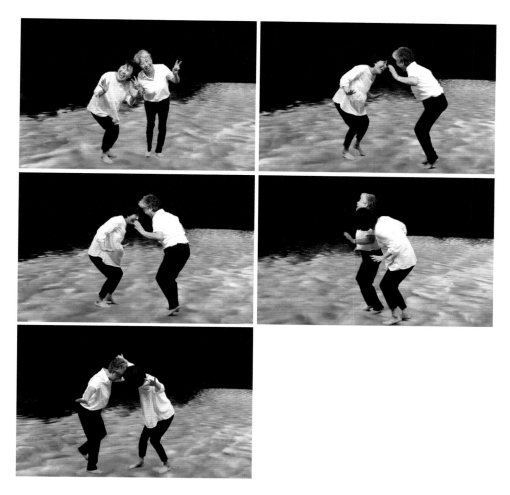

▶ 3단계에, 어린 원앙새가 날아들 줄 알았지만, "우리는 잡새에요"하며 나타난다.
　엉덩이를 뒤로 빼고 두 손바닥을 핀 상태로 양쪽 엉덩이에 붙인다.
　이리 저리 종종걸음으로 다니며 서로 장난치듯 걸어 다닌다.

▶ 벌새 단계에서는 빠르게 날개 짓을 하며 몸을 뒤로 넘겨 즉 배를 위로 보이며 웃
　는다. 짝짓기라고 하면 등을 맞대고 두 사람이 손등을 붙이고 날개짓을 한다.

▶ 동박새는 동백꽃에 머리를 박고 꽃가루를 빨아먹는 새로 '동박새'라고 하면, 옆
　사람 등이나 배에 머리를 갖다 대고 마구 날개짓 하며 20초 웃고 난 뒤,
　둘이 서로 마주 보고 다시 20초간 박장대소 한다.

4. 말타기 웃음운동

1. 말 이야기

명마는 달릴 때도 멋이 남다르지만, 교미할 때부터 박력에서 차이가 난다는 것이다. 박력이 있는 말만이 우수한 새끼를 유전할 수 있는 것이다.
박력을 보여주는 말은 짝을 지을 때 과감하게 등에 올라타고, 큰 폭을 그리면서 허리의 힘을 쓴다.
이때 올라 탄 수컷 말은 초원이 떠나가도록 큰 환호의 울음소리를 낸다고 한다 .

말의 눈은 육상 포유류 중 가장 크며, 먹이는 초식성으로 생초, 건초, 곡물 등을 먹는다. 가을 말은 살쪄 윤기가 반들반들 하고 새끼 말들도 탐스럽기 그지없다.
영국 신사들은 미녀 보다는 미녀 말을 좋아한다. 이유는 한 점 구김도 없는 아름다운 곡선을 자랑하는 잘 생긴 말은 조물주의 최대의 걸작품이라 할 만큼 멋진 자태를 가졌다고 생각하기 때문이다.

말의 임신 기간이 11개월이 되며, 한 마리의 새끼를 낳는다. 말의 새끼는 망아지인데 태어날 때 평균 몸무게 45Kg정도이고, 말의 유두는 배꼽 부위에 있는 것이 아니라 서혜부에 2개가 자리하고 있다. 태어나 4시간 지나면 어미 말을 따라 걷고, 한 달이 지나면 키는 약 1m에 90Kg이 되고, 6개월이 지나면 어미 말을 떠난다.
성장이 빠른 말은 2년이 되면 다 자라고, 수명은 평균적으로 25 ~ 30년 정도 된다.

말은 4개의 다리를 어느 순서로 움직이며 걷는 방법에 따라 순간 속력, 지구력 등이 달라진다. 역사 속에서 전쟁 영웅은 하나 같이 명마를 탔으며, 태조 이성계는 8마리의 명마가 있었는데 이를 팔준마 (八駿馬)라 하였다.

삼국지에 나오는 적토마는 이름대로 붉은색의 깃털을 가진 말로서 하루 천리를 달릴 수 있는 명마였다. 적토마는 처음에 여포가 탔다가, 여포가 죽은 후 조조가 관우의 마음을 얻기 위해 선물로 보낸 말이다.

서양에서 전쟁 중에 나오는 명마들이 많다. 전쟁 영웅이었던 나폴레옹이 사랑한 말은 마렝고로 이집트산 순혈종의 말로 나폴레옹의 애마가 되어, 전 유럽을 제패하며 승리를 이끌었던 말이다. 나폴레옹의 애마가 될 수 있었던 것은 아랍 말 특유의 아름다운 자태와 함께 키가 작은 말이었기 때문에 단신인 나폴레옹에 크기가 적절하였으며, 용맹하고 아주 튼튼했다.

말의 종류를 보면, 아랍종(Arabian horse)은 체격은 작으나 속력이 빠르고 기품이 있으며 우아한 고전미가 있다고 표현되며, 색깔은 밤색, 회색, 사슴색이 있다. 서러브레드종(Thorough-bred)은 원산지가 영국으로, 동작이 경쾌하고 날씬한 세련미를 가졌다.
앵글로아랍종(Anglo-Arab)은 아랍종과 서러브레드종을 교배해서 태어난 것으로 체형은 아랍종에 가까우며, 귀태가 넘치고 풍만함까지 갖춘 말이다. 이 말은 성형을 해서 만들어진 것이 아니라 피를 섞어서 만들어진 작품이다.
말에 대한 글과 그림을 보면서 명마는 따로 있는 것이 아니라, 어쩌면 주인에 의해 만들어지는 것은 아닐까 한다.

말달리기 웃음을 함께 하면서 원래 잘 웃는 사람이 있는 것이 아니라, 어떤 사람을 만나서 어떻게 사느냐에 따라 웃음의 분량에도 차이가 있을 것 같다.
우리도 명마를 타고 전쟁에서 속도의 즐거움을 느끼며 험준한 산을 넘듯이
우리도 웃음소리에 속도를 더해 마음껏 달려보자.

2. 말타기 웃음운동 즐기기

QR코드를 찍으면
웃음운동 동영상을
볼 수 있습니다.

● 운동 효과

말타기 웃음운동은 전신 운동으로 멀리뛰기, 높이뛰기 뿐만 아니라,
점진적으로 웃음운동 속도를 내어 심장박동수를 빠르게 하므로써 심폐 기능 강
화에 좋다.

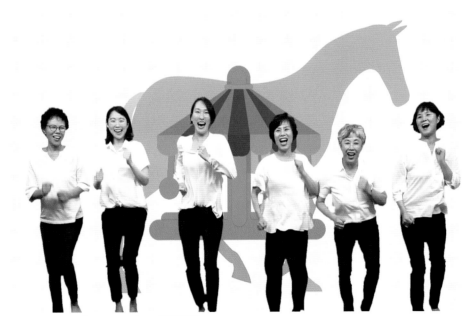

1단계 노래하며 가볍게 달리기

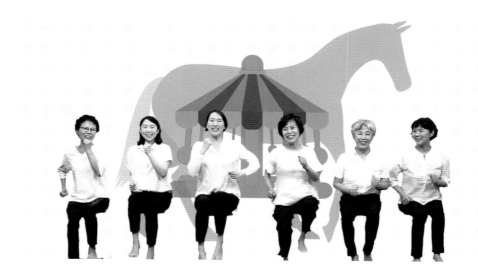

1단계 노래하며 가볍게 달리기

▶ 승마 자세로 허리를 꼿꼿이 세우고,

  배에 힘을 주고, 항문과 회음근육을 꽉 조이고 난 뒤,

  두 팔을 앞뒤로, 무릎을 약간 높이 올리면서 제자리 걷기를 한다.

▶ 걸으며 학교종이 땡땡땡 노래하고,

  적당한 속도로 일어났다 앉았다하며 가볍게 달린다.

▶ 다시 한 번 더 학교종이 노래를 다소 빠르게 부르면서 달린다.

  즉 자리에서 일어났다 앉았다를 좀 더 빠르게 하는 것이 된다.

  이후 박장대소 하기를 20초간 유지한다.

2단계 장애물 넘기

▶ 승마자세로 허리를 꼿꼿이 세우고,
　배에 힘을 주고, 항문과 회음근육을 꽉~조이고 난 뒤,
　두 팔을 앞뒤로, 무릎을 약간 높이 올리면서 빠르게 제자리 달리기를 한다.
　이때 "장애물"이라고 외치면 모두 자리에서 벌떡 일어나 "이히~"소리를
　지르면서 장애물을 넘는 몸짓을 한다.
▶ 20초 정도 달리다가 다시 한번 "50cm 높이 장애물"이라고 외치면서 좀 더 높이
　뛰어넘는 시늉을 한다. 높고 넓게 뛰어보려는 자세에서 웃음이 터진다.
▶ 다시 한번 더 장애물을 넘을 수 있는 만큼 높이를 외친다.
　"장애물 1M"라고 외친다. 높이에 따라 말의 자세와 움직임이 달라진다.
▶ 높이를 달리 하면서 장애물 넘기를 2번 또는 3번 이상 한다.
　높이에 도전 못하는 말은 그 자리에서 "어머나" 박장대소를 하면 된다.

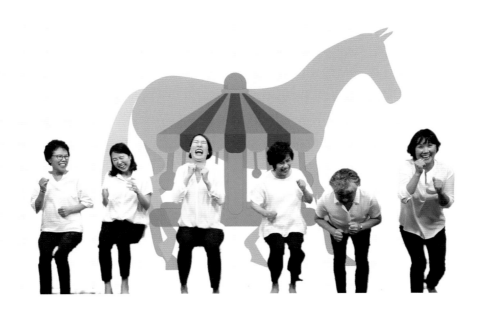

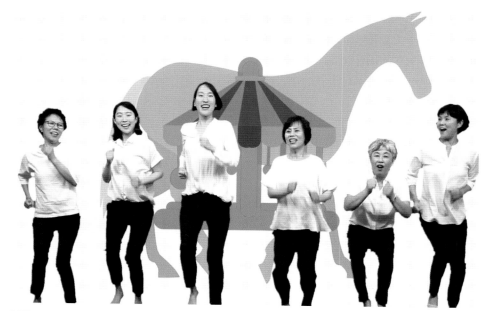

2단계   장애물 넘기

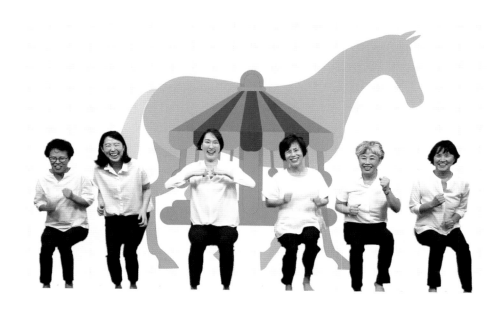

3단계 당첨된 말, 10초간 전력질주

▶ 혼자라면 1,2 단계를 반복하면 된다. 만약 여러 명이 하는 전력 질주 또는 경주
　마의 번호를 정해 두고 6명이 앉아서 신나게 달린다.
　잠시 후 "3번 말"하면 3번 말이 웃음소리 또는 말의 울음소리를 내면서
　앞으로 전력질주로 달려 나온다.

▶ 대략 5초~10초 이상 제자리 전력 질주를 한다.
　그런 다음 제자리로 돌아가 앉자마자 "5번 말"이라고 외치면 5번 말이 달려
　나온다.

▶ 어떠한 모습으로 달려 나와도 좋다.
　뛰어나와서 5초~10초 이상 제자리 전력 질주를 한다.
　다시 "6번 말" 번호를 달리 하면서 말이 달리는 시늉을 한다.

▶ 누구나 힘차고 신나게 달리기를 하는 말 달리기 웃음운동이다.
　말의 번호를 붙여서 모여 있는 모든 사람들이 말 달리기를 할 수 있도록
　기회를 주는 것이 중요하다.
　경주마 달리기 웃음이 큰 웃음을 만들어 낸다.

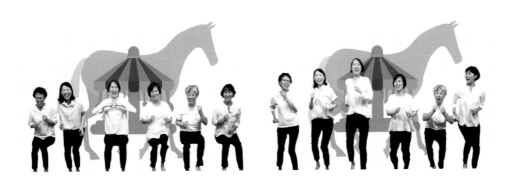

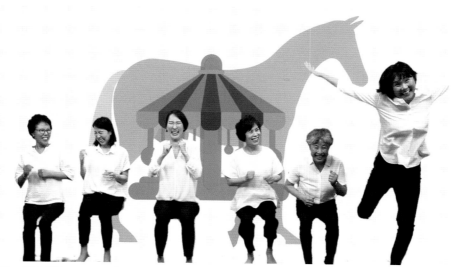

3단계 당첨된 말, 10초간 전력질주

● 응용 즐기기

속도가 바로 운동에너지이다. 웃음소리를 통해 몸에 에너지를 발산해보자.

응용 1단계 (걷기)

▶ 먼저 두 줄로 선다. 서로 앞으로 스쿼트 자세로 20보 ~ 30보 걷는다.

▶ 10초간 박장대소를 한 뒤 뒤로 런지 자세로 걷는다. 걸음걸이를 다르게 한다.

응용 2단계 (달리기)

▶ 마주 보고 한발 뛰기를 한다.

▶ 제자리에 서서 쉬지 않고 30초 까지 한쪽 무릎을 높이 끌어올리며 달린다.

응용 3단계 (뛰기)

▶ 엎드려 제자리 뛰며 속도를 달리한다. 즉 20초간 빠르게 뛰고 10초간 쉬었다가
  다시 20초간 제자리 뛰기를 한다. 또 10초간 쉬었다가 다시 반복한다.

▶ 제자리 엎드려 뛰기를 박장대소로 바꾸어 해도 좋다.

5. 황제펭귄 웃음운동

1. 황제펭귄 이야기

황제펭귄의 갓 태어난 새끼가 얼어 죽지 않는 이유는 어미를 따라 종종 걸음으로 끊임없이 걸어 다니기 때문이다. 강한 추위에 체온을 유지할 수 있도록 발에는 동맥과 정맥이 열을 교환하는 구조로 되어 있다.

우리도 살기 위해서는 이불을 걷어차고 일어서서 걸어 다녀야겠죠? 운동으로 심부 열이 1도 올라갈 때마다 체내 대사율이 10퍼센트 증가하여 다이어트 효과뿐만 아니라 운동 효과도 크게 나타난다.

황제펭귄은 주로 남극에 사는 펭귄으로 지구상에 생존하는 펭귄중 가장 키가 크고, 몸무게가 40kg이나 되며, 수심 300~450m까지 깊이 잠수할 수 있다.
황제펭귄은 혹독한 추위 속에서 알을 낳고 새끼를 기른다. 황제펭귄은 황제답게 기온이 영하 70도 까지 떨어지고, 시속 200Km에 이르는 매서운 바람이 몰아치는 악조건에도 알에서 새끼가 태어난다.

황제펭귄은 왜 굳이 먹이가 풍부한 봄이 아니라 매서운 겨울에 새끼가 태어나고, 왜 이때 새끼를 키울까?
새끼가 혼자 살아가려면 1년 정도 성장하는 시기가 필요하고, 다음 겨울을 이겨 낼 수 있어야 하기 때문이다.

황제펭귄의 구애 작전은 시끄러운 울음소리를 내면서 짝을 찾아, 마침내 짝짓기를 한다. 5월이 되면 450g의 하얀 알을 하나씩 낳는다. 수컷의 발등에 올려진 알은 7월이 되어서야 부화가 되고, 알을 지킨 수컷 자신은 몸무게가 무려 50%나 빠진다.

부모 펭귄은 교대로 먹이를 찾으러 떠나, 힘겨운 먹이 사냥을 마치고 돌아온다. 새끼 곁으로 돌아온 부모 펭귄은 오직 자기 새끼에게만 먹이를 먹인다. 이유는 새끼가 자신의 부모 울음소리에만 응답할 수 있기 때문이다.

2. 황제펭귄 웃음운동 즐기기

♬음원: 순정

QR코드를 찍으면
웃음운동 동영상을
볼 수 있습니다.

● **운동 효과**

황제펭귄댄스는 허벅지 근력뿐만 아니라 자연스러운 웃음을 끌어내는데 큰 도움
이 된다.
새끼 황제펭귄의 발 빠른 움직임에서 즐거움을 찾을 수 있다.
또한 구애 작전도 즐거움을 더해 준다.

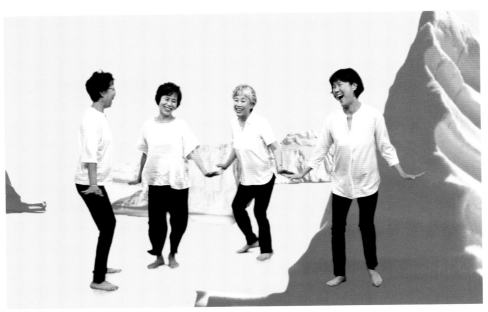

1단계 종종걸음으로 빠르게 움직이기

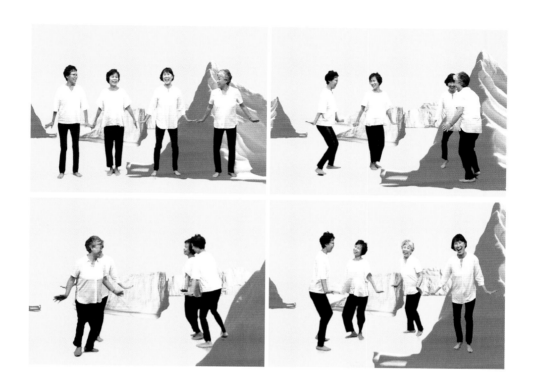

1단계 종종걸음으로 빠르게 움직이기

▶ 알에서 깨어나 2시간이 지난 어린 펭귄을 연상하며, 발을 약간 벌리고 무릎을
  약간 구부린다.
  손목을 제외한 양쪽 팔을 겨드랑이에 꽉 붙인다.

▶ 손바닥을 아래로 하고 활짝 펴고 손바닥을 떨면서 입을 쑥 내밀고,
  발과 발 사이가 10cm이상 벌어지지 않도록 하고 1분 이상 주위를 돈다.
  이때 "우,후후" 소리를 낸다.

▶ 이후 진행자의 지시에 따라 다 함께 앞으로 펭귄걸음으로 달려왔다가 다시 뒤
  돌아 제자리로 돌아간다.
  이때 "어머나" 또는 자신이 내고 싶은 웃음소리를 내며 달린다.

2단계 구애하기

▶ 성숙한 펭귄이 짝짓기 계절에 짝을 찾는 모습을 연상하며,
  암컷 펭귄과 수컷 펭귄은 무릎을 약간 구부리고 발을 양 옆으로 더 넓게 벌린다.
  그리고 양쪽 팔로 날개짓을 크게 한다.
▶ 겨드랑이만 붙이고 팔을 힘차게 앞뒤로 젓는다.
  다리는 14센티미터 이상 벌어지지 않게 하며 힘차게 발걸음을 내딛는다.
▶ 최대한 크게 "아~하하하" 웃으며 짝을 찾으러 간다. 마음에 드는 상대를 찾으면
  눈을 마주보고 크게 웃으면서 10회 이상 손뼉을 마주친다.

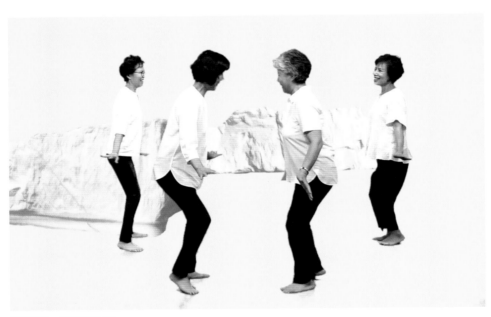

2단계 구애하기

▶ 키가 크거나 웃음소리가 큰 사람이 수컷 황제펭귄이 되어 뒤로 돌아서서
  펭귄걸음으로 걸어가면 암컷은 똑같은 동작으로 상대를 따라간다.
  가다가 마음에 들지 않으면 암컷은 되돌아 와도 좋다.

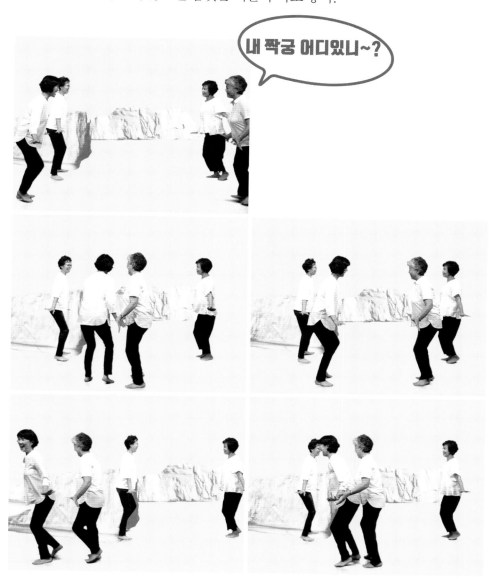

3단계 짝이 된 펭귄끼리의 데이트

▶ 수컷 펭귄과 암컷 펭귄의 숫자를 달리해서 짝을 짓도록 한다.
▶ 무릎을 약간 구부린 채 날개짓을 하게 되는데, 겨드랑이만 붙이고 팔을
  힘차게 앞뒤로 젓는다.
  다리는 14cm이상 벌어지지 않게 하면서 힘차게 발걸음을 내딛는다.
  "아~하하" 웃음소리를 최대한 크게 내면서 짝을 찾으러 간다.
▶ 결국 짝을 짓지 못하고 배회하는 펭귄을 보면서 또 한 번 크게 웃을 수 있다.
  짝을 짓지 못한 이들은 암컷 황제펭귄끼리 또는 수컷 황제펭귄끼리
  끌어안고 함께 웃는다.

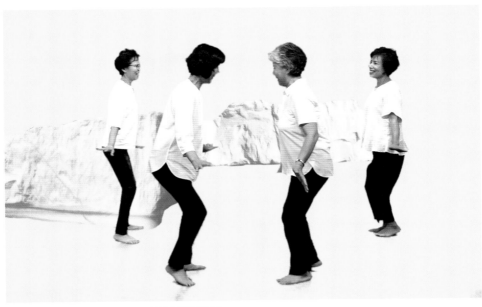

3단계 짝이 된 펭귄끼리의 데이트

▶ 펭귄가족이 함께 하면 수컷 펭귄이 앞장을 서고, 암컷은 수컷 뒤를 그리고 새끼 펭귄들도 종종걸음으로 동네 한 바퀴를 돌고 보면 저절로 웃음이 쏟아진다.

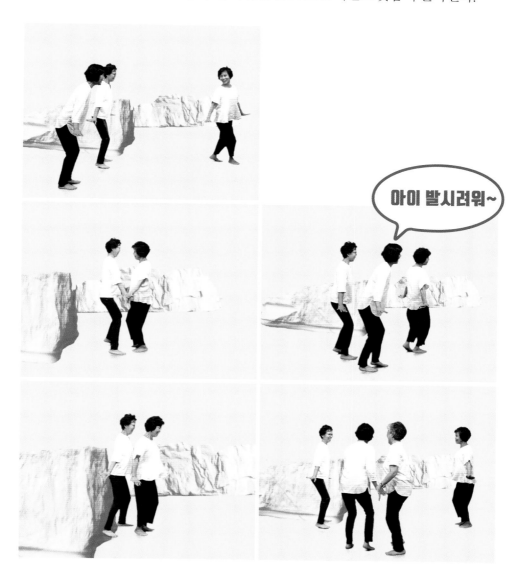

6. 꽃게 웃음운동

1. 꽃게 이야기

꽃게는 먹이가 다가오면, 먹이를 먹을 때 집게를 사용하지만,
구애를 할 때도 집게를 사용한다.
처음엔 앞발로 잽 정도로 하다가 틈을 보아 꼬리를 바닥에 두고 엄청난 파워를
가진 뒷다리로 상대방의 배를 사정없이 걷어차는 것이다.
암컷을 차지하기 위해서!

꽃게는 우리나라에서 식용게로 가장 많이 쓰이며, 연중 언제나 시장에 나온다.
전 해역에 분포하며, 수심 20~30m의 바닷가 모래나 모래진흙 바닥에 서식한다.
수명은 3년 정도로 추정된다. 이마에는 3개의 작은 이빨이 있으나 나이가 들면 중
간의 이빨이 없어지며 2개로 보이기도 한다.

암컷은 등딱지의 뒤쪽에 흰 무늬가 있고, 뒤집으면 하얗고 단단하며 둥그런 꼭지
가 복부를 덮고 있다. 수컷은 초록빛을 띤 짙은 갈색이며 모가 나 있다. 모래밭에서
자란 꽃게는 배가 하얗고 갯벌에서 자란 것은 배가 누렇다.

꽃게는 야행성으로 낮에는 모래뻘 속에 숨어 지내다가 밤이 되면 먹이를 활발하게
잡아 먹는다. 모래나 진흙을 파고 들어가 눈과 촉각만 남겨놓고 숨어서 먹이를 기
다리다가, 먹이가 다가오면 재빨리 집게발로 작은 물고기를 잡아먹는다.

집게는 먹이를 잡거나 먹을 때도 사용하지만, 구애를 할 때도 사용한다.
꽃게의 구애는 수컷은 자기가 파 놓은 굴 밖으로 나와 커다란 집게발을 들어,
암컷을 향해 흔들어 댄다. 암컷이 가까이 오면 집게로 잡아끌어 자기 굴로 데리고
들어가 짝짓기를 한다. 산란기는 5~10월이며 얕은 바다의 모래땅에 알을 낳는다.
2년생 한 마리의 산란 수는 2만 400개 정도이다.

꽃게가 겨울잠을 잔다는 사실을 아는가?
겨울에는 깊은 곳이나 먼 바다로 이동하여 겨울잠을 잔다. 바닷가에서 발견된 꽃
게의 발 빠른 움직임은 너무너무 귀엽다
꽃게는 깊은 곳이나 먼 바다로 이동하여 겨울잠을 자고, 6-7월에 얕은 바다의 모
래땅에 알을 낳는다. 모래밭에서 자란 꽃게는 배가 하얗고 갯벌에서 자란 것은 배
가 누렇다.

꽃게 다리는 총 10개로 가장 위쪽에 있는 집게다리는 크고 억세며, 집게발 모서리
에 날카로운 가시가 있다. 나머지 4쌍의 다리는 걸을 때 사용하는데 가장 아래쪽의
한 쌍은 부채 모양으로 넙적하고 평평하여 헤엄치기에 알맞다.

대부분의 게는 옆으로 잘 달리나 헤엄은 치지 못하는데,
꽃게만은 부채 같은 다리로 물속에서 헤엄칠 수 있다.
동물웃음운동은 꽃게가 물속에서 헤엄치는 부드러운 모습을 형상화하였으며,
함께 웃음운동을 시도해 보자.

2. 꽃게 웃음운동 즐기기

QR코드를 찍으면
웃음운동 동영상을
볼 수 있습니다.

● 운동 효과

꽃게댄스는 허벅지 근력과 아킬레스 근육을 강화시키는 웃음 기법이다.
꽃게의 아주 발 빠른 움직임과 함께 순발력을 발휘해서 도망치는 꽃게를 형상화
한 것이다.

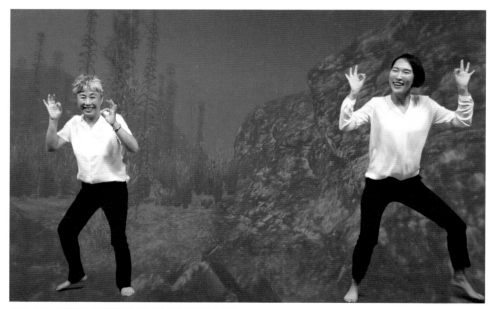

1단계 짝꿍 꽃게를 찾아 돌아다니기

1단계 짝꿍 꽃게를 찾아 돌아다니기

▶ "꽃게 다리 준비"라고 하면 집게 다리를 만들며 "얍!" 구호 소리를 낸다.

▶ 두 손을 집게발로 만들어 모래밭에 숨어 있는 것처럼 다리를 최대한 벌리고 약 20~30회 정도 돌린다.

▶ 무릎을 반쯤 구부리고 옆으로 활짝 벌린 채 집게발을 돌리면서 좌우, 앞뒤로 20~30초 정도 짝을 찾으며 걸어 다닌다.

▶ 집게발을 만든 두 손을 눈앞에서 빠르게 돌리면서 이리저리 꽃게를 찾아 다녀도 좋다. 돌아다닐 때는 "어머나"를 외치며 웃음소리를 끌어낸다.

▶ 짝을 찾아다닐 때, "쿵" 사람의 발자국 소리 등의 위험신호를 보내면, 재빠르게 달려가 숨는다. 이렇게 2~3번 한다.

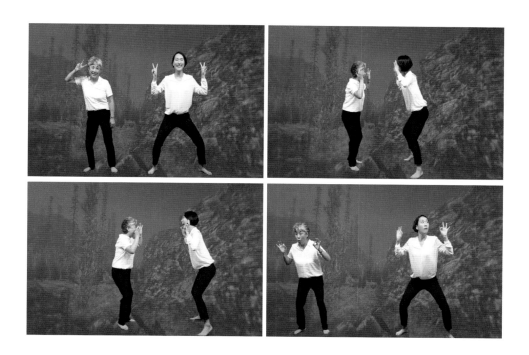

2단계 집게발로 구애하기

▶ 수컷이 먼저 암컷의 배, 다리, 옆구리 등을 집게발로 자극한다.
꼬집히는 순간 암컷이 웃어주고, 다음은 암컷이 재빠르게 수컷의 배, 옆구리,
다리를 집게발로 꼬집는다. 꼬집힐 때 마다 큰 웃음을 끌어낸다.
▶ 다음은 또 수컷이 더 강하게 꼬집어 옷을 끌어당긴다.
이렇게 구애작전을 여러 차례 주고 받는다. 구애작전을 하는 순간에도 발은
모래위에서 끝임없이 움직여야 한다.
즉 발을 약간 벌리고 무릎을 구부린 채 집게발로 유혹하고 끌어당겨 올 때도
끝까지 발을 동동거려야 운동이 된다.

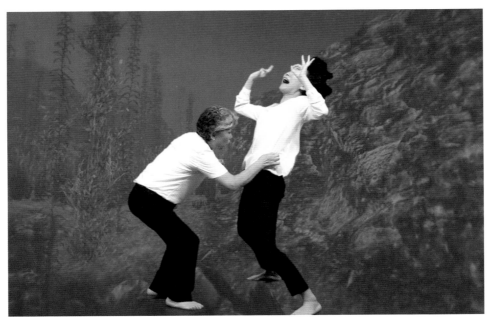

2단계 집게발로 구애하기

▶ 큰 웃음을 끌어내기 위해 등 뒤로 가서 자극을 주는 것으로 콕콕 찔러 주어도 재미있다.

간지럼을 태우듯이 옆구리를 찔러서 웃음을 자아내도 좋다.

▶ 다함께 할 때는 진행자의 지시에 따라 옆에 있는 친구의 엉덩이, 배꼽, 겨드랑이 등을 집게 다리로 장난스럽게 꼬집어 준다.

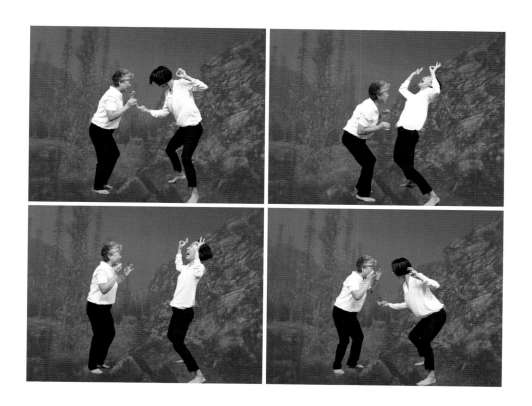

3단계 눈 맞은 꽃게의 데이트

▶ 이제 짝을 이루는 단계로 서로 등을 맞대고 팔을 벌려 집게발로 서로 고리를 걸고 등을 비비고 엉덩이를 흔들며 10초 정도 크게 웃어준다.

▶ 두 사람이 등을 맞대고, 뒤에 팔을 양쪽에 걸고, 아래위로 가볍게 흔든다.
그리고 서로 약속하지 않은 채 가고 싶은 방향으로 걸어가려 하면,
힘이 약한 쪽이 끌려가게 된다.

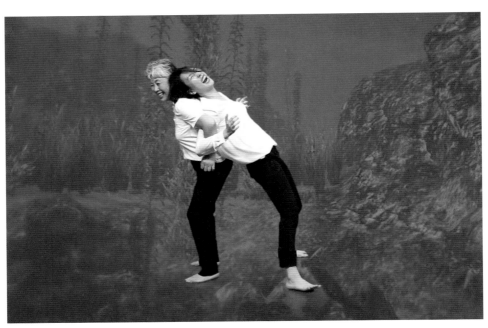

3단계 눈 맞은 꽃게의 데이트

▶ 이렇게 여러 차례 함께 가려는 시도가 있은 뒤에 옆으로 발 맞추어가도
좋은 운동, 즐거운 웃음이 쏟아진다.

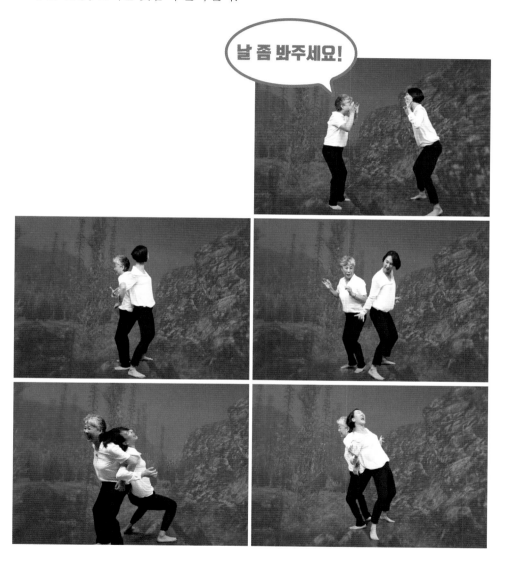

7. 가오리 웃음운동

1. 가오리 이야기

가오리는 구애 기간 동안 한 개체 또는 그 이상의 그룹이 암컷을 끈질기게 따라다닌다.
결국 수컷은 암컷의 가슴지느러미를 꼬리로 붙잡은 후에 암컷의 복부를 야무지게 깨문다. 그 후 암컷과 수컷은 서로 복부를 맞닿으며 짝짓기를 하는 것이다.

가오리는 덩치에 비해 뇌가 커서 머리가 좋은 어종이며 연골로 이루어져 있다.
나비가오리, 눈가오리, 노랑가오리, 매가오리, 납작바닥가오리, 긴꼬리가오리, 토시소녀가오리 등 여러 가지 가오리가 있지만, 우리가 가끔 기분 좋을 때 외치는 "앗싸, 가오리"는 없다.

가오리의 모양새는 이름대로 다르게 생겼지만, 아가미 구멍 5쌍 모두 배 부분에서 넓게 열리고 가슴지느러미가 크고, 몸 전체가 수평으로 넓고 편평하다.
꼬리는 아주 길고 가늘다. 눈은 등 쪽에 붙어있고, 입은 배쪽에 있다.

가오리는 구애시 수컷이 암컷의 가슴지느러미를 꼬리로 붙잡은 후에 암컷의 복부를 야무지게 깨문다. 그 후 암컷과 수컷은 복부를 맞닿으며 짝짓기를 한다.
짝짓기는 약 90초간 지속된다.
가오리는 체내 수정을 하고, 어미 배속에 알을 낳고 새끼를 키운다. 다른 어종과는 달리 산란수도 그리 많지 않다. 수가 많지 않은 관계로 알은 다소 크다.

체내 수정된 알이 암컷 배속에서 부화한다.

부화 기간은 정확하게 알려져 있지 않지만 대략 9~12개월로 추정되며 ,부화했을 때의 새끼는 커서 어릴 때 죽는 일은 거의 없다.

5~8월 사이에 보통 1~2마리의 새끼가 알에서 부화한다. 종류에 따라 10마리 가량의 새끼가 태어난다. 그러나 언제 어디서 낳는지는 알려지지 않았다.

덩치가 큰 만타가오리, 대왕쥐가오리 등은 한 두 마리 새끼를 낳고, 수명도 50~80년까지 사는 어종이다.

가오리댄스는 관절의 범위를 크게 하는 것이 목적이기에 넓은 양탄자가 헤엄을 치는 것 같은 느낌으로 양쪽 관절을 열어보려 한다.

여러명이 가오리댄스를 할 때는 한사람씩 "가오리"이름을 외치면서 무리에서 빠져 나간다. 이 모습을 보고 있는 것만으로도 웃음이 절로 터져 나온다.

2. 가오리 웃음운동 즐기기

♬음원: fall in love

QR코드를 찍으면
웃음운동 동영상을
볼 수 있습니다.

● 운동 효과

노랑가오리 웃음운동은 반 건조된 가오리 형태가 아니라,

더 넓은 바다를 양탄자가 날아다니는 것처럼 자유롭게 헤엄치는 가오리를 상상하며 마음껏 웃는다.

가오리댄스는 고관절을 유연하게 할 뿐만 아니라 림프액 순환을 증가시키는 좋은 웃음기법이다.

가오리의 유연성을 몸으로 표현한 웃음기법이다.

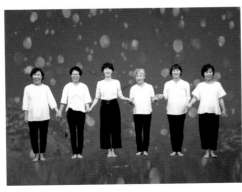 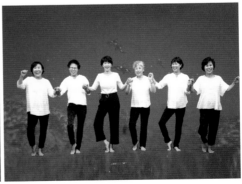

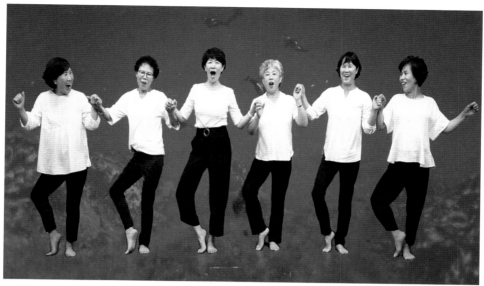

1단계 허벅지 관절 돌리기

1단계 허벅지 관절 돌리기

▶ 손목을 붙이고 꼬면서 올라간다. 손목을 떼고 둥글게 밖으로, 안으로 돌리며
"어머나" 웃음으로 분위기를 채운다. 팔을 펼치고 앞에서 흐느적거린다.

▶ 입꼬리를 끌어올리고, 모두 손 잡고 허리를 세운 후 오른발을 왼발 옆에 세운다.
한쪽 다리를 가오리처럼 허벅지를 벌렸다 오므렸다를 20초 이상 반복한다.

▶ 왼쪽 발을 오른쪽 발옆에 붙인 뒤, 힘차게 옆으로 "벌렸다.오무렸다."를 반복한다.

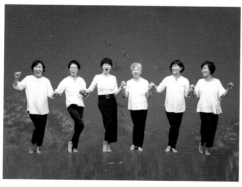
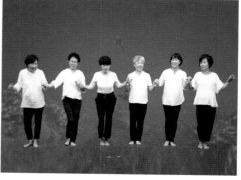

2단계 바다 속을 헤엄치는 가오리

▶ 다 같이 손을 잡고 반듯하게 허리를 세운다.
  음악에 맞추어 한쪽 무릎을 높이 올려서 최대한 크고 넓게 벌리고 오므리기를
  20초 이상 반복한다.
▶ 다시 발을 바꾸어 무릎을 높이 올려서 최대한 크고 넓게 벌리고 오므리기를 20
  초 이상 반복한다.

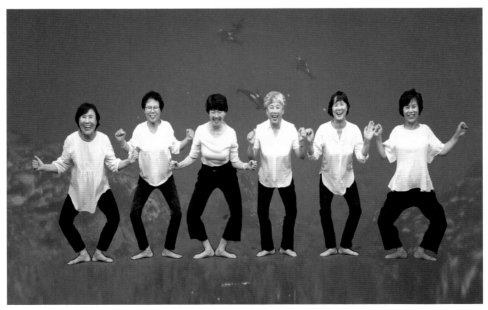

2단계 바다 속을 헤엄치는 가오리

▶ 발을 돌려 바닥에 닿을 때 마다 "하~" 하며 웃음소리를 낸다.

▶ 고관절 돌리기를 마친 뒤 10초간 마주보고 박장대소한다.

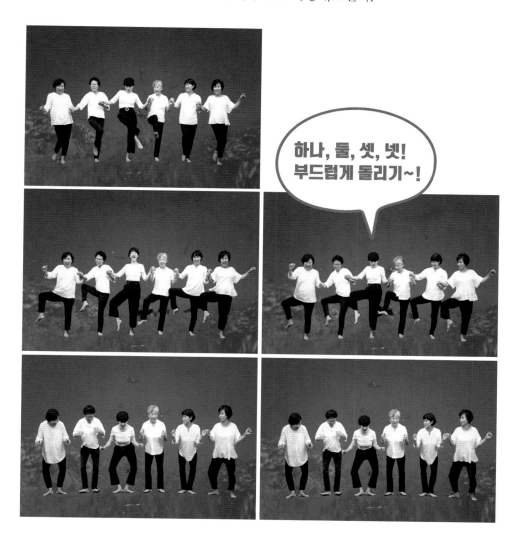

하나, 둘, 셋, 넷! 부드럽게 돌리기~!

3단계 무리에서 빠져나가는 노랑가오리, 앗싸 가오리

▶ 둘이서 손을 잡고 서로 구애를 하듯 한쪽 다리를 세우고 옆으로 반복해서 벌렸다 오무렸다를 음악에 맞추어 16번 정도 한다.

▶ 둘이서 중심을 잡고 크게 한발씩 들고 고관절을 돌리기를 음악에 맞추어 16번 정도 한다.

▶ 둘이 마음에 든다면 엉덩이를 빼고 격렬하게 뒤꿈치를 붙인 뒤,
두 무릎을 최대한 벌렸다 오므렸다를 하며 양쪽 팔도 강하게 펼쳤다 오무렸다를 20초 이상 한다.

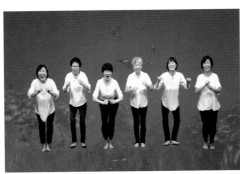

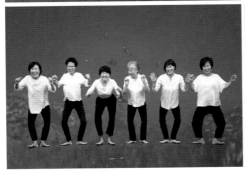

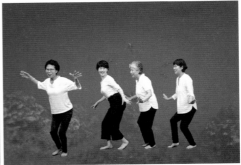

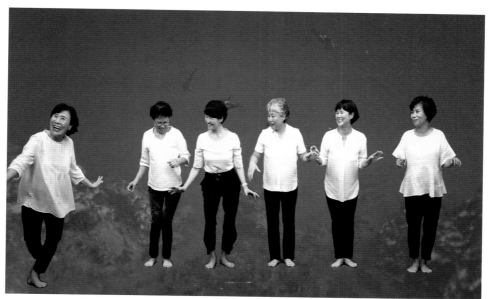

3단계 무리에서 빠져나가는 가오리

▶ 서로 마음에 들었다면 엉덩이를 빼고 뒤꿈치를 들고 같은 방향으로 도망쳐 간
  다. 가오리가 좀 빠르게 온몸으로 바다를 헤엄쳐 나가는 모습이다.

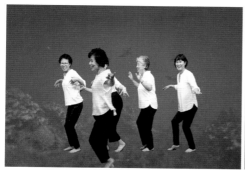 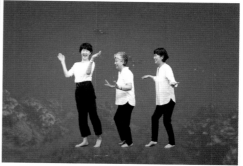

3. 관절짱 웃음운동 후 달라진 모습

1. 관절짱 웃음운동 후 달라진 사례

응급실은 절박한 상황이라 다른 사람을 곁눈질할 만한 상황이 아니다. 그런데 웃지 못할 상황을 만나게 된다. .

응급실에서 실없이 웃기가 쉽지 않은데, 59세 최씨 아주머니는 갈비뼈를 부여잡고 키득 키득 웃었다.
지나가는 주치의가 아픈 사람이 왜 그리 웃느냐고? 한마디 한다.
환자는 부끄러운 듯 "제 갈비뼈가 왜 부러졌는지 아세요? 어젯밤에 애인이 너무 꽉 껴안아 줘서 갈비뼈가 부러졌다"라고 한마디 한다.

여기 응급실에 앉지도 못하고, 눕지도 못하는 78세 양씨 할아버지는 응급실에 왜 왔을까?
친구들끼리 여행 갔다가 친구가 손가락 끝으로 장난친다고 똥침을 넣는데 처음엔 별일 없이 지나갔는데 계속적으로 아파서 병원 오게 되었다며 확인하니 꼬리뼈에 금이 가서 별다른 조치도 못하고 이렇게 곤욕을 치루고 있다는 것이다.

이후 최씨 아주머니와 양씨 할아버지는 통증이 어느 정도 진정된 후 웃음운동을 하러 나오셨다. 다른 운동은 즐겁게 따라 하기가 버거웠지만, 꼬리뼈에 큰 자극이 없는 가오리댄스로 즐겁게 근관절 운동을 하며, 건강에 자신을 갖는 모습이 지금도 생생하다.
나이가 들수록 근관절 강화에 관심을 가져야 한다.

2. 관절짱 웃음운동 후 달라진 나의 모습

● 나의 현재 모습 적기(년   월   일)

● 웃음운동 후 마음변화 적기(년   월   일)

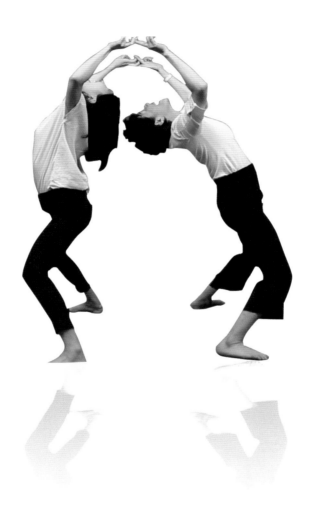

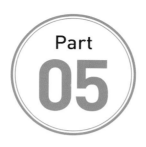

Part
05

탱글탱글 몸짱
동물웃음

1. 몸을 탱글탱글하게 만들기

1. 신체 나이는?

살이 많이 쪄도 근육이 많으면 만성질환이 적다고 전문의들은 말한다.
나이 든다는 것은 다름 아닌 근육량 감소이고, 근육 감소가 생기면 운동능력이
떨어진다. 운동이 줄어들면 근육량이 감소하여 결국 허약한 노인이 되고 마는 것
이다. 허약한 다리를 캥거루처럼 탄탄한 허벅지로 바뀌보자!

요즘은 기계로 체중은 물론 근육량, 내장지방, 신체균형, 신체강도 등을 분석하여
어떻게 조절해야 하는지 진단을 내린다. 신체나이, 장기별 나이도 챙겨주며 근육의
중요성을 수치로 보여준다. 근력의 크기가 건강의 크기이다.

실험에 따르면
▶ 근력이 넘치는 대학생들은 달팽이댄스에서 알을 7~10개 까지는 낳는다.
▶ 30대~40대는 5개를 거뜬하게 낳는다.
▶ 50대~60대는 2개를 겨우 낳는다.
▶ 70대는 달팽이댄스의 엉덩이 뒤로 빼고 앉기에서 1개의 알만 낳아도 다행이다.

달팽이 알을 5개 이상 낳을 수 있다면 근육량은 부족하지 않은 것이다.
2012년 근육량을 3kg 더 늘려야 했을 때는 달팽이 알을 2개도 낳지 못했다. 그러나
2014년 근력 단련으로 근육량이 늘어나니 5개의 알을 낳을 수 있었다. 그러다가
2017년에 담낭절제술로 근육이 빠지면서 달팽이댄스에서 알을 2개 이상 낳을 수
없는 체력이 되고 말았다. 다시 근력을 키우는데 혼신을 다했다..
동물웃음운동에서 박장대소를 할 수 있는 힘은 바로 근력이다.

2. 다이어트 공부는 많이 할수록 몸짱이 될 수 없다.

나의 아름다운 청춘은 다이어트의 새로운 시작만 있었을 뿐, 성공하지 못했다.
우연히 접한 웃음운동 덕분에 2년에 걸쳐 16kg를 빼고, 14년간 같은 몸무게를
유지한다. 지금에서야 41살 이전에 꿈꾸던 벨트를 맨다.
허리를 졸라 맨 원피스를 입어도 불편하지 않다.

반식 다이어트, 완전 금식 다이어트, 포도 다이어트, LA체형 다이어트, 컬러푸드,
스포츠 클라이밍, 산후 골반 다이어트, 리셋 다이어트, 생활습관을 바꾸어 살을 뺀
다는 비 운동성 활동 다이어트(Non-Exercise Activity Thermogenesis), 게임과 운
동을 접목시킨 엑스 알케이드 다이어트, 자전거를 타면서 달리기하는 편앤 핏, 공
피하기, 블록 밟기, 로봇축구 등의 살을 빼는 다이어트를 강행하고, 또 그 외 수많
은 약물 요법을 얼마나 많이 공부하고 시도했나요? 그리고 결과는?

나도 웃음을 만나기 전에는 수없이 많은 다이어트를 시도했다. 부끄럽게도 안 해
본 다이어트가 없다고 할 만큼 많은 종류의 다이어트를 했다. 살을 빼겠다고 아이
둘을 키우면서 빚까지 지고, 빚으로 인한 스트레스는 더욱 식욕을 끌어왔다. 그렇
게 나의 아름다운 청춘은 다이어트의 새로운 시작만 있었을 뿐 단 한 번도 날씬한
몸을 갖지 못했다.

청춘이 끝나갈 즈음, 내 나이 41살에 만난 웃음치료는 다이어트 목적이 아니었다.
환자들과 함께 웃음치료 하면서 웃다보니 살이 빠지기 시작했고,
왜 빠지는지를 알게 되니 다른 다이어트를 할 이유가 없었다.
2년 만에 16kg가 빠졌고 지금까지 14년간 같은 몸무게를 유지하고 있다.

3. 다이어트 동물웃음운동으로 몸짱 도전하기

다이어트는 살아가면서 평생을 도전해야 하는 과제이다.

병원에서는 체중조절이 필요하면

▶ 기적처럼 신비한 다이어트를 찾지 마라.
▶ 칼로리 계산에 집착하지 말고, 먹는 방법을 다르게 하라.
▶ 하루 30분 이상 땀나는 운동을 하라.

여기까지 생각만 해도 다이어트 즉 체중 조절은 힘들다는 생각이 몰려오지 않는가!

동물웃음운동은

▶ 조각난 웃음을 지속적으고 반복적으로 이어준다. 자신의 생활습관과 생활태도를 변화시켜 부족한 것은 더하고 과도한 것은 줄인다.
▶ 웃음운동으로 기초대사량을 높여 살이 쉽게 찌지 않는 체질로 바꾼다. 웃음운동을 지속함으로써 식이조절 중추에 자극을 주고, 생활 습관에 변화를 준다.
▶ 효율적인 근력강화와 유산소 운동으로 땀을 많이 흘리게 되고 자연스럽게 하루 6~8컵 이상의 충분한 물을 마시게 된다.
▶ 특별한 다이어트 식품이나 약에 의존하지 않으며, 저열량 고단백 식사를 저절로 찾게 된다.

이렇게 체중뿐만 아니라,
마음의 근력을 키워 삶의 방식과 태도가 바뀔 수 있어
동물웃음운동이 다이어트에 효과가 있다.

4. 탱글탱글한 허벅지 근육 만들기

누구나 건강하게 오래오래 행복하게 살고 싶은 것은 욕심이 아닌 본능이다.
2달간 운동하지 않으면, 다시 4년을 운동해야 2Kg 정도의 근력을 키울 수 있다.
왜냐하면 나이가 근력을 빼앗아 가기 때문이다.
100세까지 팔팔하게 건강하게 오래 살고 싶다면 허벅지 근육을 키워야 한다

예쁘게 치장하고픈 딸은 예쁜 옷을 입으려고 허벅지 근육을 키우려 하고, 나도 허벅지 근육이 없어 바지를 입어도 볼륨이 없어 보기가 싫어 근육을 한 주먹이라도 키우려 한다.
왜 우리가 너나없이 모두 허벅지, 엉덩이 근육을 키우는 중요한 이유는 무엇일까?

▶ 허벅지 근력이 무릎과 척추 건강을 지킨다.
▶ 허벅지 근력이 약해지면 허리, 엉덩이의 주변 근육까지 약해진다.
▶ 가장 큰 근육으로 이루어진 허벅지 근육은 지방을 가장 많이 사용하고, 대사량을 높여 몸매 관리에 큰 도움이 된다.

결국 탱글탱글한 허벅지 근육이 나의 건강이다. 탱글탱글 허벅지 근육을 지키자.
체질을 바꾼다는 것은 운동으로 근력을 키우고, 지방과 탄수화물을 줄이는 대신 고단백질 음식을 먹는 것이다.

맞춤형이란 적당한 웃음운동과 적절한 영양섭취 그리고 충분한 휴식, 적극적인 생활 자세를 말한다. 나이에 맞게, 체력에 맞게 그리고 질병상태에 따라 웃음운동의 양과 종류 즉 강도가 달라진다. 50대 이후는 젊은이처럼 강한 운동을 할 수 있는 사람은 많지 않아서 보기 좋다고 덥석 따라 해서는 안 된다.

내 앞에서 100Kg를 밀어 올리는 30대 여성을 보고, 그녀가 떠난 뒤에 똑 같이 밀다가 팔목을 다쳐 2달간 근력운동을 못했다. 2달 만에 몸무게는 같은데 근력은 2Kg이 줄었다. 5년간 유지했던 근력이 두 달간 게을리 했다고 이렇게 빠질 수가!

5. 몸짱 동물웃음운동의 생리

동물웃음운동이 좋은 이유는 웃음소리와 몸짓으로 소통하기 때문이다. 두 사람 사이를 가장 가깝게 만드는 것이 웃음이다.

함께한 웃음소리는 반드시 떨림을 만들어 울림을 준다. 동물웃음은 외로움에 지친 나와 너를 우리로 만드는 좋은 운동이다

몸짱을 만드는 근력운동은 횟수와 순서에 과학적인 원리를 적용한다.

근력 운동은 일주일에 3~4회를 3달 정도 꾸준히 해야 근력이 자리를 잡는다. 체력 단련실 기구를 사용할 때는 13~15회 3셋트를 해야 하고, 끝날 때 마다 30초 정도 휴식을 한다. 무게 있는 물건을 들 때는 숨을 내쉬고, 내릴 때는 숨을 들여 쉰다.

짝을 만드는 여러 가지 방법도 흥미를 유발하는 운동이다.

예쁜 사람이 여자(암컷)가 되고, 몸무게, 악력이나 웃음소리의 크기, 근력 테스트로 힘이 좋은 사람이 수컷이된다.

짝과 몸짓으로 의사소통을 하며 함께한 웃음소리는 반드시 떨림을 만들어 울림을 준다. 이 울림이 있어 몸은 다시 건강한 상태로의 되돌림이며 리셋이다.

건강한 땀을 흘린다.

동물웃음운동은 먼저 몸이 알아차리고, 칼로리 소모를 증가시키며 조절한다. 60kg인 중년여성이 1시간 춤을 추면 605 Kcal정도를 소모한다. 땀을 흘려 칼로리를 소모시키는 운동으로 살은 빠지고 탱글탱글한 몸매는 만들어 진다.

심장을 강하게 펌프질 한다.

서울대 병원 가정의학과 자료에 따르면, 최대 심장 박동수를 최대 한도의 80% 까지 끌어올려 유산소 운동을 즐기라고 한다.

군살은 에너지 불균형으로 몸의 특정 부위에 지방세포의 크기가 커지며 생긴다.

군살은 몸매가 망가지고, 혈액이나 림프액 순환에 문제를 발생시킨다.

남은 지방인 군살은 체내에 활성산소를 증가시키고, 콜라겐을 딱딱하게 만들어 셀루라이트를 만든다. 셀루라이트는 쉽사리 없어지지 않는다. 우리가 맛있게 먹는 음식은 맛을 내기 위해 지방이 많이 들어 있다. 전이된 지방은 칼로리 뿐만 아니라 밀도가 높아 군살을 만든다.

6. 기초 대사량을 늘린다.

근력이 바로 기초 대사량을 높이는 일등 공신이다.

근력이 많은 사람은 많이 먹어도 나잇살이 붙지 않는다. 중년일수록 근육량을 늘리는 근력 운동과 지방을 태우는 유산소 운동을 겸해야 한다.

45세 이후 여성은 성장호르몬과 여성호르몬 감소로 기초 대사량과 근육량 감소가 현저하다. 저녁 7시 이후는 부신피질, 갑상선 호르몬 분비가 증가하고, 혈중콜레스테 수치는 올라간다. 지방은 복부로 몰려 나잇살이라 하는 복부비만이 생긴다.

이를 극복하려면 소소한 생활 속의 기초대사량 활동을 늘린다.

▶ 1시간 걷기는 210Kcal가 소모된다.

▶ 42도 목욕물에 20분 들어가면 200Kcal가 소모된다.

▶ 1시간 서 있기는 55Kcal, 뒷꿈치를 들고 서 있으면 210Kcal가 소모된다.

▶ 손잡이를 좌우로 바꾸어 스트레칭 하면 75Kcal가 소모된다.

▶ 1시간 수다를 떨면 132Kcal가 소모된다.

즐거운 동물웃음운동으로 가만히 있는 시간을 줄이고 웃음운동으로 근력을 유지하여 다른 사람의 시선을 받는 몸짱을 만들자. 웃음운동으로 웃음이 얼굴에 모여들면 여러 가지 표정이 만들어 진다. 마음도 순수해진다.

2. 몸짱 동물웃음운동

1. 사마귀 웃음운동

1. 사마귀 이야기

중세 사람들은 사마귀가 생애 중 많은 시간을 하나님께 기도하면서 보낸다고 생각했고, 이슬람교도는 사마귀가 항상 메카를 향해 기도를 드린다고 주장한다.
한 몸 다 바쳐 사랑을 하는 사마귀는 무척이나 정열적이라고 볼 수도 있다.
서로 짝짓기를 마친 암컷은 방금 짝짓기 한 수컷까지 잡아먹을 정도로 활발한 먹이사냥으로 산란에 필요한 영양을 보충하고 알을 낳는다.

사마귀는 전 세계 무려 2,000여종이 넘는다. 우리나라에 사는 사마귀는 왕사마귀, 좀사마귀, 황나사마귀 등이 있으며 종류는 많지 않다.
사마귀는 역삼각형의 대가리를 가졌으며, 앞다리에 톱니가 즐비하게 박혀 있어 다른 곤충을 잡아먹는 육식 곤충이다.

가을에 짝짓기를 하기 위해 수컷은 죽느냐, 사느냐의 갈림길에서 죽음을 택할지라도 하늘이 내려준 번식의 임무를 다하려고, 수컷은 며칠간 아무것도 안 먹고 암컷 앞에서 팔을 뻗쳐 춤을 춘다.

암컷 앞에서 춤을 추며 짝짓기 후에 암컷이 수컷을 잡아 먹지만, 모든 수컷 사마귀가 잡혀 먹히는 것이 아니고, 수컷이 암컷의 짝짓기 상대로서 만족한 역할을 해 내지 못했거나, 간혹 조심성 없는 수컷 사마귀가 잡아 먹히는 것이다.

곤충 과학자의 말에 의하면 짝짓기를 함에 있어 수컷의 몸동작이 서툴러 암컷의 심리를 정확하게 파악하지 못했을 때, 암컷의 입장에서 보면 수컷은 단지 수컷이 아니라 좋은 먹잇감으로 보이기 때문이란다.

더 놀라운 것은 짝짓기 중에 수컷의 대가리를 잘라서 먹고 있어도 수컷의 짝짓기 동작이 멈추지 않고 아무런 지장 없이 진행된다는 것이다. 수컷의 짝짓기 신호는 배에 있는 신경구가 담당하기 때문이다. 오히려 수컷은 대가리가 없는 상태에서 자극이 더 강해지는 경향이 있다는 것이다. 만약 수컷이 암컷에게 먹혀 죽지 않는다 해도, 짝짓기가 끝이 나면 수컷은 얼마 지나지 않아 죽는것이 운명이다.

이렇게 짝짓기를 하고 난 암컷 사마귀는 알을 한알씩 질서 정연하게 줄을 세우고, 그 위에 거품 점액질을 분비하여 그 속에 알을 에워싼다. 길죽한 알집을 만들고, 알에서 깨어난 사마귀는 곧 탈피를 하고 어미모양의 애 사마귀가 된다.

이런 수컷의 운명 때문에 사마귀는 남편을 잡아먹는 악덕 부인의 표본이 되었지만, 옛 사람들은 사마귀의 용맹스러움을 보고 철학을 터득하기도 했다.
이야기는 제(齊) 나라의 장공이 사냥을 나가는데 한 마리 벌레가 양쪽 팔을 들고 그 수레바퀴를 멈추게 했다. 이때 장공이 옆에 있던 아내에게 "이것은 무슨 벌레냐" 하고 물었다.
"사마귀라는 곤충인데 이 곤충은 나아갈 줄만 알고 물러설 줄은 모른다"라고 했다.
"이놈이 인간이라면 천하의 용장이 되겠구나"라고 말하고 장공은 수레를 돌려 비켜갔다.

이런 사마귀의 용맹스러움과 사마귀가 꼿꼿하게 앉아 있는 자세는 항상 운동 자세에서 허리를 세우려고 하는 자세와 똑 같다.
그리고 사마귀의 강력한 앞발은 운동을 하고 싶게 만든다.

2. 사마귀 웃음운동 즐기기

🎵음원: 만약에, all of me

QR코드를 찍으면
웃음운동 동영상을
볼 수 있습니다.

● 댄스 효과

사마귀댄스는 사마귀의 지칠 줄 모르는 강인함을 표현한 것으로, 전신 근육 강화 뿐만이 아니라 특히 팔과, 척추기립근 그리고 허벅지 근력을 강화하는 웃음 기법 이다.

유독 이 무서운 사마귀를 택한 이유는 적을 만나면 물러나지도 않을 뿐 아니라, 더욱 더 자세를 45도로 꼿꼿하게 세우고 버티는 자세를 웃음운동에 접목하였다.

6개의 다리 중에 유난히 잘 달발된 앞발의 강력함을 스쿼트 운동과 팔과 허리, 허벅지 운동으로 강화한다.

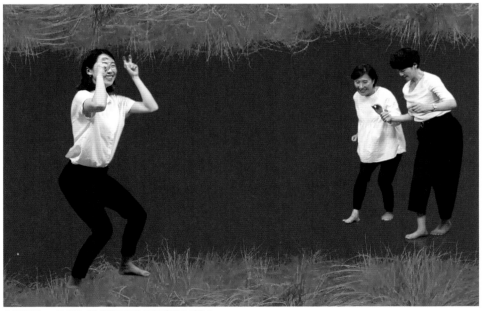

1단계 수컷 사마귀의 거미줄 댄스

1단계 수컷 사마귀의 거미줄댄스

▶ 암컷 사마귀는 눈을 360도 회전시키며 준비한다.

양손을 가볍게 주먹을 쥐고, 눈앞을 가렸다가 다시 열기를 반복한다.

▶ 수컷 두 마리는 음원에 맞추어 지그재그 걸음으로 4발자국 걸어가서 섹시 포즈로 엉덩이를 4번 흔든다.

뒤로 지그재그로 4박자 걸어와서 다시 앞으로 나간다.

▶ 이를 반복하면서 엉덩이를 흔들며 4번 박수로 응수를 한다.

두 팀으로 나누어 마음이 편한 상대를 짝으로 구해도 좋다.

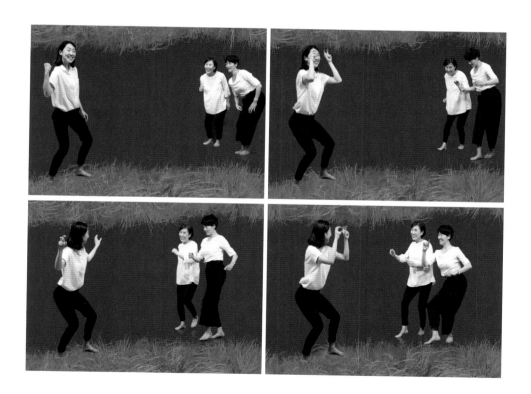

2단계 조용하게 앞발 움직이기

▶ 다리를 앞뒤로 넓게 벌려 약간 뒤로 넘어간다.

앞에 서서 움직이는 암컷의 상체가 보일 만큼 뒤로 넘어간다.

먼저 두 팔을 동시에 앞으로 강하게 내밀었다가 다시 뒤로 당기기를 두 번한다.

이를 음악에 맞추어 즐겁고 강하게 내밀고 당기기를 하는 것이다.

보통 10~20초 반복한다.

▶ 좀 더 강하게 발을 바꾸어 앞뒤로 넓게 벌리고 서서 이제는 앞에 있는 암컷 사마
귀가 거의 보이지 않을 정도로 허리를 완전히 뒤로 꺾는다.

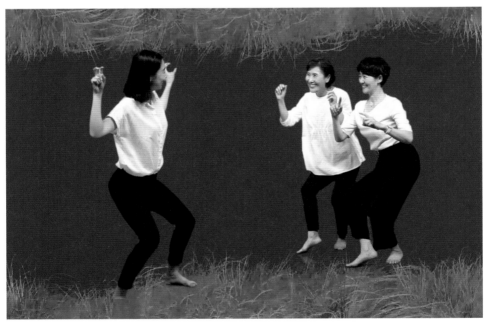

2단계 조용하게 앞발 움직이기

▶ 그리고 주먹을 진 두 팔은 동시에 머리 위로 강하게 내밀었다가
다시 뒤로 당기기를 여러 차례 한다.
이를 음악에 맞추어 즐겁고 강하게 내밀고 당기기를 하는 것이다.

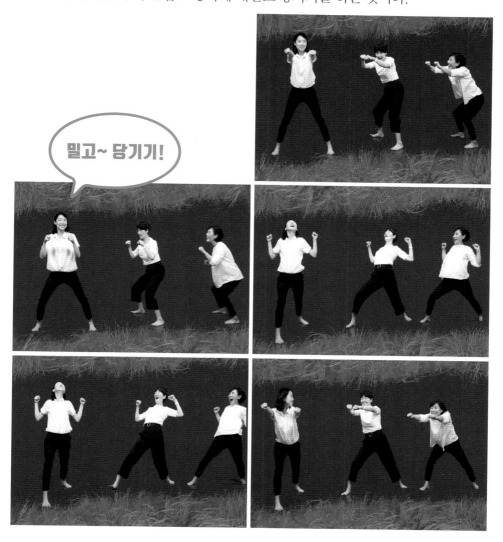

밀고~ 당기기!

3단계 강인한 팔다리 운동

▶ 이제 짝짓기 동작으로 암컷과 수컷이 만나 서로 등을 눌러준다.

　충분히 눌러준 뒤 수컷이 암컷이 벌리고 서 있는 다리 밑으로 빠져나간다.

▶ 이 단계는 그동안 수컷의 모든 몸짓과 웃음소리가 마음에 들었다면 수컷이 지나가게 내버려 두고,

　만약에 마음에 썩 들지 않았다면 지나갈 때 허리부분을 무릎으로 잡는다.

▶ 잡혔다고 신호를 받은 수컷은 암컷 앞에서 애교를 부리며,

　웃음으로 살려달라고 애원한다.

　그리고 마주보고 박장대소를 한다.

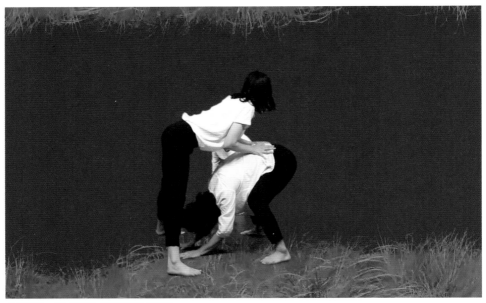

3단계 강인한 팔다리 운동

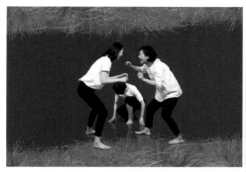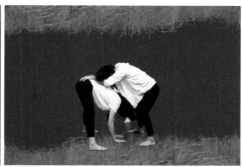

응용 1단계

0.5Kg~1Kg 정도의 아령을 든다.
태권도를 하듯이 오른팔과 왼팔을 번갈아 강하게 내밀고 당기고, 다음은 음악에 맞춰 두 팔을 동시에 앞으로 강하게 내밀고 당기기를 두 번한다.

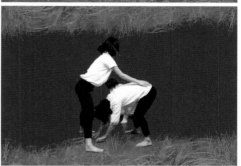

응용 2단계

1Kg 아령을 들고 한팔을 앞으로 한다 .
다른 한발을 뒤로 빼고 앞으로 전신을 15도 숙이고 고개를 들고 아령을 앞으로 쭉 밀었다가 등 뒤로 다시 팔을 끌어온다. 이를 약 20초 반복한다.

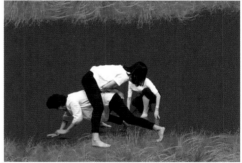

응용 3단계

아령을 놓고 이제 짝을 만난다.
와이드 스쿼트 자세로 엉덩이를 빼고 양팔을 얼굴 앞에 세워 위풍당당하게 10~20초 서 있다가 옆이나 앞으로 10 걸음 걸어간다. 다리가 무척이나 아프지만 근육이 커질 수 있는 순간이다.

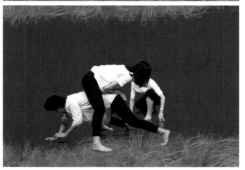

2. 호랑이걸음 웃음운동

1. 호랑이 이야기

호랑이는 외로운 존재이지만,
암컷을 유혹하는 러브콜은 여운이 남는 강한 저음으로 상대에게 다가선다.

그림이나, 동물의 왕국에서 만나는 호랑이를 우리나라 사람들은 무척이나 좋아한다. 우리가 부르는 한국 호랑이는 시베리아 호랑이로 19세기 말에 자취를 감추고 사라졌기에 멸종으로 보고 있다.

호랑이는 동북아시아부터 중국을 거쳐 동남아시아에 이르기까지 널리 퍼져 살고, 사자가 무리를 지어 사는 것과 달리 외톨이로 밀림을 헤매며 산다. 추운 지방에 사는 호랑이가 몸집이 크고, 털도 길고 부드러우며, 더욱 용맹스럽다.
온 몸에서 강하고 근엄한 기운을 뿜어내는 시베리아 호랑이 수컷은 몸무게가 최고 300kg 가까이 나간다.

새끼를 가질 무렵이 오면 수컷은 산과 들을 헤맨다. 포효하는 호랑이지만, 암컷을 유혹하는 러브콜은 "아~아앙 아~아앙" 아주 저음이며 긴 여운이 남는 소리다.
유연한 허리와 강렬한 눈빛, 강한 턱과 발톱 그리고 10리 밖에서도 들리는 커다란 목소리는 다른 동물들과는 사뭇 다르다.

암컷을 차지하기 위해 수컷은 피를 보는 격렬한 싸움도 마다하지 않는다. 이런 무서운 싸움을 벌여 상대를 물리친 수컷만이 영광스럽게 암컷을 차지한다.

호랑이는 12월~1월에 만나 함께 지내는 시간은 불과 1~2 주 뿐이며, 임신기간은 보통 105~115일 정도이다. 임신을 한 호랑이는 혼자가 되어 이때부터 아기 낳을 자리를 찾아 나서는 것이다. 되도록 멧돼지나 토끼, 사슴이 많은 곳으로 나서는 것이다.

새끼를 낳을 때가 가까워져 오면, 어미 호랑이는 나뭇잎이나 나뭇가지들을 물어다 안전한 바위 동굴이나 바위틈에 넣어 푹신한 보금자리를 만든다.

한번에 2~3마리의 새끼를 낳지만, 1~2마리 정도만 성체로 자라게 된다.

갓 태어난 새끼는 눈을 감은 채 잘 걷지도 못한다. 몸무게는 겨우 1Kg 정도로 작고 맹수의 새끼답지 않게 귀엽다. 자라는 속도가 빨라 1달이면 이빨이 나고, 어미가 먹는 고기를 야금거리며 먹기 시작한다.

어미 호랑이는 위험이 감지되면 새끼를 조심스럽게 물고 안전한 곳으로 옮긴다.

어미 호랑이는 새끼 호랑이가 7개월쯤 되면 반쯤 죽은 동물을 완전히 죽여서 먹을 수 있는 방법을 가르친다. 9개월이 되면 밖으로 직접 사냥을 따라 나서게 한다.

어미품에서 2년 동안 독립생활을 할 수 있도록 혹독한 훈련을 받은 뒤 각자 뿔뿔이 흩어져 외롭고 강인한 자의 삶을 시작하는 것이다.

호랑이는 외톨이로 밀림을 헤매며 홀로 산다. 낮에는 거의 활동을 하지 않고, 밤에만 돌아다니는데 무려 100리 밖을 돌아다니고, 일단 목표물이 정해지면 목표를 향해 20m앞까지 가까이 다가간다.

정해진 목표를 향해 접근하는 호랑이의 강인하고 느린 걸음걸이를 생각하며, 유쾌한 웃음운동을 시작하자

2. 호랑이걸음 웃음운동 즐기기

QR코드를 찍으면
웃음운동 동영상을
볼 수 있습니다.

● **운동 효과**

호랑이걸음댄스는 호랑이 특유의 느린 걸음으로

허리통증이 있거나 복부비만에 좋으며, 그리고 다이어트에 도움이 된다.

호랑이가 네발로 빠르게, 또는 천천히 걸어가는 모습을 나타낸 웃음 기법이다.

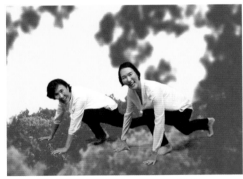

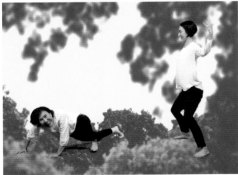

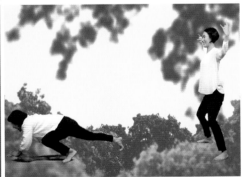

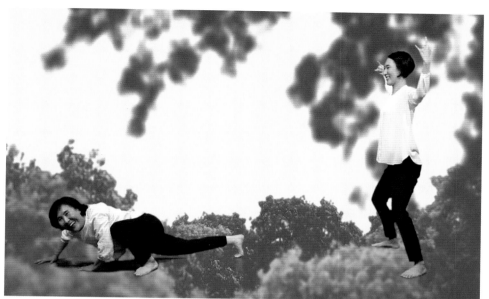

1단계 숲속을 거니는 호랑이

1단계 숲속을 거니는 호랑이

▶ 플랭크 자세로 엎드려서 들숨 날숨으로 배 운동을 천천히 10번 정도 반복한다.

▶ 호랑이 걸음 즉 엎드려서 엉덩이를 낮추고 좌우로 충분히 흔들면서,
  앞으로 걸으며 "하하하" 하고 뒷걸음질 할 때는 "호호호"하며 여러번 반복한다.

▶ 장소의 크기에 따라 20걸음 앞뒤로 걷거나, 제자리에서 걷기를 해도 좋다.

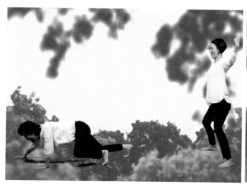
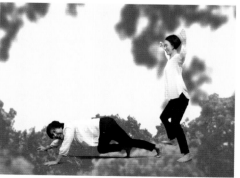

2단계 먹이를 보고 달리는 호랑이

▶ 플랭크 자세로 엎드려서 들숨, 날숨으로 배 운동을 천천히 10번 정도 반복 한다.
  그리고 엎드린 자세에서 낮은 보폭 걸음으로 걷다가 먹잇감을 발견하면
  최대한 빠르게 달리기를 한다.
▶ 엎드린 채 엉덩이를 낮추고 10번 이상 힘차게 달리지 못하면,
  먹잇감을 놓친 상태로 털썩 주저 앉아서 "엉엉엉" 울음소리를 내거나
  "어머나~ 내가 왜 이러나" 소리를 지르며 박장대소를 한다.

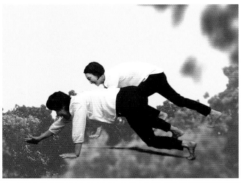

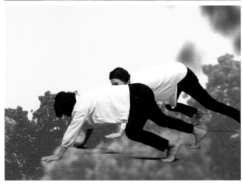
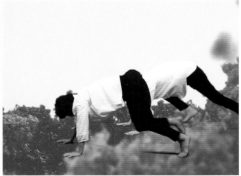

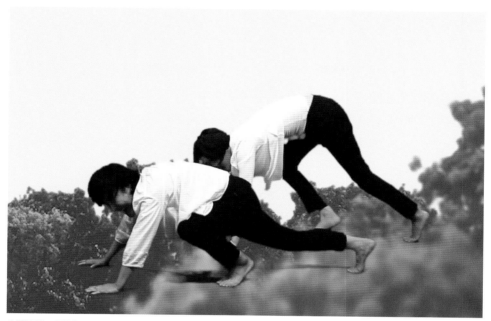

2단계 먹이를 보고 달리는 호랑이

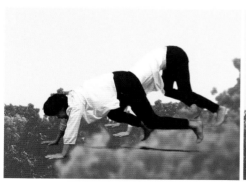 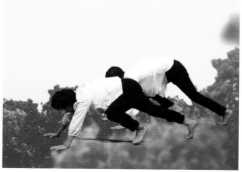

3단계 두 팔로 앞뒤로 걸어가기

▶ 두 사람이 한 조가 되어 누가 뒤에서 다리를 잡아주고 한 사람은 앞으로 바닥을
  짚고 호랑이 걸음걸이로 뚜벅뚜벅 걸어 나간다.
  뒤에서 다리를 잡은 사람이 적당히 속도를 조절할 수 있어야 하고,
  "어이" 또는 "영차"를 외치며 구령을 넣어준다.
▶ 앞으로 갔다면 똑 같은 방법으로 뒷걸음으로 걸어와도 좋다.
  여러 운동이 있지만 호랑이 걸음은 팔목이 약한 여성들에겐 무리가 올 수   있다.
  하지만, 계속 하다보면 팔목이 굵어지고 어깨에 근육이 생긴다.

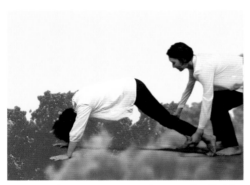

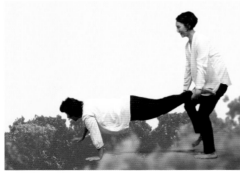

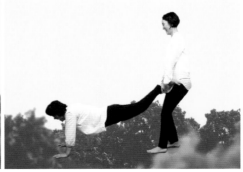

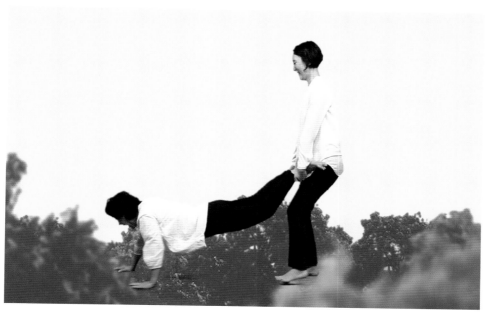

3단계   두 팔로 앞뒤로 걸어가기

▶ 다리를 잡고 갈 수 없다면 혼자서 호랑이 걸음을 걷는다.
  즉 배를 끌어올리고 엉덩이를 내린 채 네발로 앞뒤로 걸어갔다가
  다시 뒷걸음질 쳐 온다. 이를 반복한다.

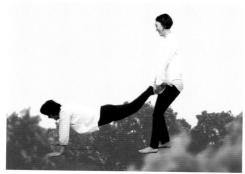

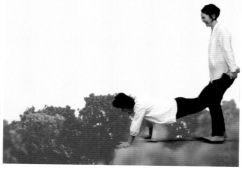

3. 달팽이 웃음운동

1. 달팽이 이야기

달팽이는 암수 한몸으로, 머리에는 두 쌍의 더듬이가 있으며 마음대로 신축이 가능하다. 서로 눈이 맞은 암수는 서로의 근육질 발을 맞대고 더듬이로 서로 비빈다.
하루를 살려면 하루살이처럼 뜨겁게 살고,
끝까지 살려면 달팽이처럼 끝까지 쉬지 말고 가라.
아무리 늦게 시작해도 시작하지 않음과는 참으로 다르다.

달팽이는 문어처럼 연체동물이다, 배를 물체에 붙이고 이동하기 때문에 복조류라 불린다. 달팽이는 몸 하나에 수컷의 기능과 암컷의 기능을 동시에 수행할 수 있다. 하지만 자가 수정이 아니라 짝짓기를 통해서 종족을 보존한다.

머리에 두 쌍의 더듬이 중 한 쌍의 긴 것을 큰 더듬이라 하고 그 끝에 눈이 있다. 짧은 한 쌍은 작은 더듬이라 하며 맛을 탐지하는 데 쓰인다. 입은 더듬이 아래쪽에 있다. 몸 밑바닥의 근육이 발인데 편평하며 점액을 분비하며 이동한다.

달팽이의 구애 방법은 참으로 낭만적이다. 보통 5~7월이 짝짓기 계절이다. 특히 비를 좋아하고 장마철에 짝꿍을 찾기 위해 구석진 곳이나 갈라진 틈으로 더듬이를 밀어 넣는다. 같은 종에 속하는 달팽이를 발견하면 더듬이를 서로 부드럽게 문지른다.

서로 눈이 맞은 암수는 서로의 근육질 발을 맞대고 서로 더듬이로 비빈다.
서로 눈이 맞아서 비비다가 이때 갑자기 상대편에게 사랑의 화살을 날린다. 큐피터의 화살이 바로 꽂히고, 사랑의 화살을 맞은 짝과 눈이 맞으면 지체 없이 신방으로 들어가는 달팽이다. 몸이 달라붙고 나면 반나절 또는 하루 온종일 떨어질 줄 모르는 강한 달팽이들이다.

암수 한 몸인 달팽이는 서로의 정자가 들어있는 정자낭을 서로 교환하는 것이다. 어쩌면 이들은 암컷도 아니고 수컷도 아닌 듯 하나 꽤 오랜 시간 짝짓기를 하는 생명체이다.

이렇게 질긴 사랑을 하고 두 마리 모두 알을 낳는데 한 마리당 150~450개의 알을 낳는다. 알 한개를 낳을 때도 긴 진통시간을 거쳐 몇십 분의 시간이 소요된다. 알에서 깨어난 새끼는 1~2년 정도 자라고 2년 정도 산다. 종류에 따라서는 5~10년을 사는 달팽이도 있다.

달팽이의 습성을 알고, 달팽이의 움직임과 구애하는 모습을 상상하면서,
평상시 잘 사용하지 않는 근육을 움직여 보자.
스쿼트 자세로 느리게 하는 운동이 엄청난 운동효과를 가져오며,
두 사람이 함께 웃으며 웃음운동을 시작하자.

2. 달팽이 웃음운동 즐기기

♪음원: 순정

QR코드를 찍으면
웃음운동 동영상을
볼 수 있습니다.

● 운동 효과

달팽이댄스는 대퇴 근육 뿐만 아니라 척추 기립근 강화에 매우 좋은 운동이다. 달팽이가 짝짓기를 하고 난 뒤 350개의 알을 낳는다. 한 개의 알을 낳는데 매우 힘들어 하는 달팽이를 보며 만든 웃음 기법이다.

1단계 짝을 찾아다니는 달팽이

▶ 음악이 흐르면 두 손을 활짝 편 뒤 엄지와 검지를 붙이고 달팽이의 눈을 만든다.
다리는 와일드 스쿼트 자세로 다리를 옆으로 벌려 살짝 깊숙이 앉으며,
다리에 힘을 모은다.

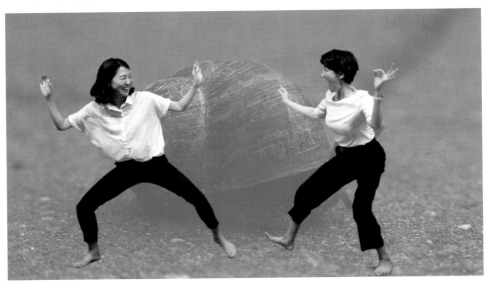

1단계 짝을 찾아다니는 달팽이

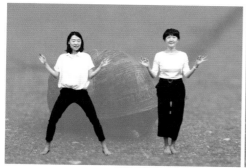
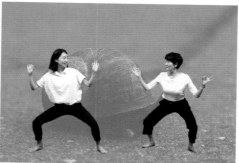
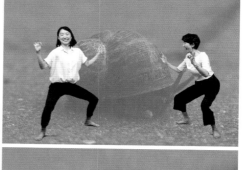
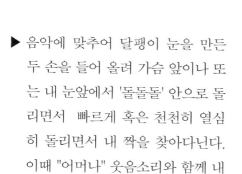

▶ 음악에 맞추어 달팽이 눈을 만든 두 손을 들어 올려 가슴 앞이나 또는 내 눈앞에서 '돌돌돌' 안으로 돌리면서 빠르게 혹은 천천히 열심히 돌리면서 내 짝을 찾아다닌다. 이때 "어머나" 웃음소리와 함께 내 짝을 찾아 '따박 따박' 한 걸음씩 걸어 다닌다.

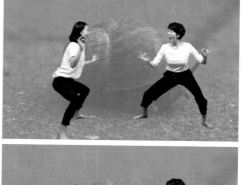

▶ 다리가 너무 아프면 "어머나" 를 외치면서 여기저기 한발 한발씩 느리게 움직이면서 여러 사람들과 눈빛을 마주쳐도 좋다.

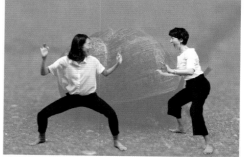

2단계 짝을 만나 짝짓기

▶ 드디어 짝짓기 직전으로 마주 보고,
  최대한 빠르게 달팽이 눈을 만든 두 손을 빠르게 굴리고,
  와일드 스쿼트 자세로 빠르게 발을 굴려 보는 것이다.
▶ '짝짓기'라는 말이 나오면 마주보고 있던 두 사람이 뒤로 돌아서서
  두 번째, 세 번째 손가락을 세우고,
  다른 손가락은 오므리고 뒤로 넘어가며 더듬이를 만들어 손가락끼리 맞추고
  5~10초 정도 비비며 버틴다.

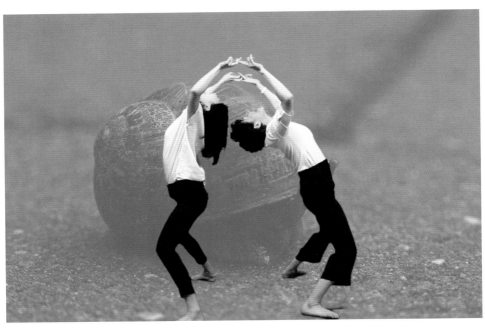

2단계 짝을 만나 짝짓기

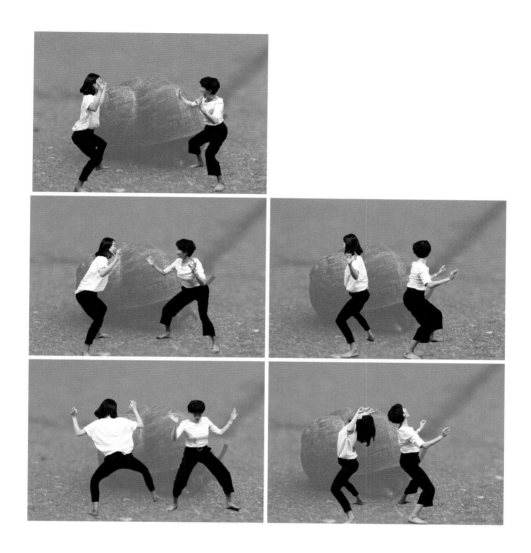

▶ 돌아서서 두 사람이 손바닥을 붙이고 같은 방향으로 열심히 돌린다.
이때 당연히 둘이서 마주보고 웃음을 토해낸다.
웃지 않으려 해도 웃음이 저절로 나온다.

3단계 달팽이 알 낳기

▶ 알을 낳기 시작한다. 각자 흩어져서 한 걸음 걸어가서 와일드 스쿼트 자세로 깊이 앉으면서 "어머나"를 외치고 깊이 엉덩이를 내리면서 알 한개를 낳는다. 약 10초 정도 정지 상태에서 버텨 본다. 이때 "어머나~"소리를 함께 낸다.

▶ 이제는 알을 2개째 낳을 것이다. 그 자세에서 두 걸음 앞으로 또는 옆으로 걸어가서 두개를 낳는다. 알 한개를 낳을 때 마다 "어머나~"를 외친다. 두개정도면 10~20 초 정도 걸린다.

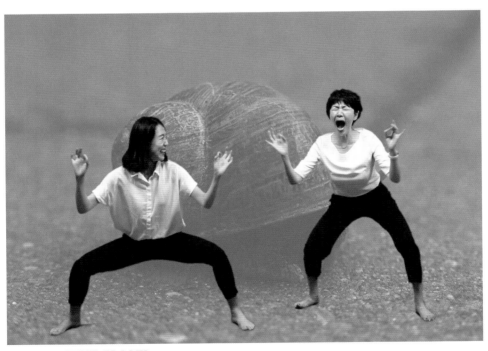

3단계 달팽이 알 낳기

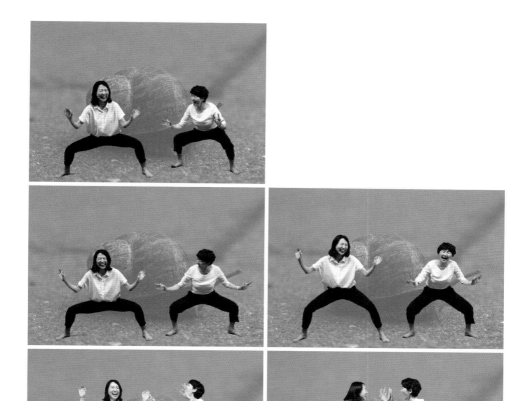

▶ 힘이 있는 달팽이는 3개째 알을 낳을 수 있을 것 같지만 정말 쉽지 않다. 달팽이가 알 낳기가 얼마나 힘든지 해 보면 알 것이다.

▶ 3개 또는 5개 정도의 달팽이 알 낳기를 끝내고 나면 처음 짝짓기를 했던 달팽이를 찾아 마주 보고 박장대소를 10초 이상 한다.

4. 공작새 웃음운동

1. 공작새 이야기

공작새의 부채살처럼 생긴 골에는 오색영롱한 장식깃이 있는데,
천적의 위험을 무릅쓰고 이렇게 화려한 아름다움을 과시하는 것은 오직 암컷을
유혹하기 위함이란다.

부채꼴로 활짝 펼쳤을 때 꼬리 윗덮깃이라는 장식깃이 화려하게 빛난다.
수컷 공작새는 윗덮깃은 길고 아름답게 대략 1.5m까지 자란다. 그 끝에 태극 또는
하트 모양의 문양이 100여개 생기고, 깃대에는 비단처럼 부드러운 비단수술이
함빡 나 있다.
이렇게 아름다운 깃털을 한가닥씩 곧게 세워서 활짝 펼친 상태에서 샤르르 떨어주
면 그 자태는 이루 말할 수 없이 화려하고 아름답다.

공작새의 화려한 깃털은 일년 내내 지속되는 것이 아니라, 1년을 주기로 털이 자
라고, 털이 피어나고, 다시 퇴락하는 주기를 거친다. 봄과 여름에는 화려하고 아름
다웠던 공작새의 깃털도 6~7월부터 색이 바래기 시작하여, 가을 무렵 털갈이를
하며 엉성해지고 초라해진다. 한 두개씩 빠지기 시작하여 다 빠지면 수컷은 암컷
보다 못한 몰골이 되어 보기에 사납다. 겨울에 새로운 깃털이 자라기 시작하여 2
월이면 거의 완전히 자라서 그 환상적인 구애 작전이 펼쳐지는 것이다.

수컷 공작새는 이렇게 화려한 깃털을 오랫동안 펼치고 있는 것이 아니라, 암컷이
가까이 올 때 가지를 접었다 펼쳤다하기를 수 십번 반복한다. 구애 시기가 가까워
질수록 날개를 펼치는 횟수가 많아진다. 구애 작전이 시작되면 눈부시게 아름답고
화려한 날개를 활짝 펴고 탭댄스를 추는 것이다.
마침 암컷이 허락하면 수컷 공작새는 완전히 펼친 부채꼴로 암컷을 감싸고 돌면서
경련을 일으키듯 나뭇잎이 흔들리는 소리를 내며 떨어준다.

암컷이 마음에 들지 않아 부채꼴 밖으로 벗어나려 하면 수컷 공작새는 방향을 바꾸어 가며 막기도 하고, 탭댄스를 더욱 강하게 추며, 발을 구르기도 하고, 날개를 땅바닥에 내려 앉혀 사그락 사그락 땅을 후비면서 위협하기도 한다.

암컷에 대한 수컷 공작새의 과시욕은 집요하기 까지 하다. 암컷이 좋다는 반응을 보이기 전까지는 끈질긴 구애를 멈추지 않는다.

수컷의 애절한 구애에 감동한 암컷이 그 앞에 사뿐히 주저앉으면 한 치의 틈도 없이 수컷이 올라앉아 약간의 부끄러움을 감추는 듯 날개를 반쯤 접어 가린다.

이렇게 힘들게 구애한 공작새는 눈 깜짝할 사이에 짝짓기를 끝내고 다른 짝을 찾아 떠나는 정력파 공작새이다.

공작새도 질투가 있다. 수컷끼리 겨룰 때는 꼬리를 활짝 펴서 뱅글뱅글 돈다. 날개를 접고 닭 싸움하듯이 며느리 발톱으로 상대를 걷어찬다.

또한 공작새가 멋진 장식물을 달고 있다는 것은 맹수를 피해 도망갈 수 있는 에너지가 남아있다는 것을 암컷에게 보여주기 위함이다.

인도여행이 끝날 무렵, 내 머릿속에는 인도의 공작새가 날개짓을 하고 있었다.

이것을 어떻게 웃음운동으로 바꾸어 볼 수 있을까 고민했고,

인도를 떠나오던 날 완성된 이임선의 공작새댄스는 힘들지만 매우 즐겁다.

봄에 화려하게 부채꼴로 깃을 활짝 펼치면 약 200여개의 윗덮깃이 펼쳐진다. 공작새의 아름다움이 돋보인다. 암컷이 반응을 보일 때 까지 언제까지나 끈질기게 구애를 한다. 부채살을 사르르 흔들다가 탭댄스를 하듯이 징검징검 걸어가는 모습이 우아하기 그지없다.

2. 공작새 웃음운동 즐기기

♬음원: sexy sexy lover

QR코드를 찍으면
웃음운동 동영상을
볼 수 있습니다.

● 운동 효과

암컷을 유혹하기 위해 화려한 장식을 하고 멋진 날개짓을 하는 수컷 공작새의
댄스로 전신운동을 시도해보고 싶었다.
음악에 맞추어 춤을 추기 시작했는데 팔이 떨어져 나갈 것처럼 아팠다.
그래, 이것이다. 이것이 운동이다 싶었다.
공작새 웃음운동은 늘어진 팔뚝살 즉 나잇살을 제거하는데 도움이 된다.
수컷 공작새의 우아한 자태를 형상화하여 만든 웃음 기법이다.

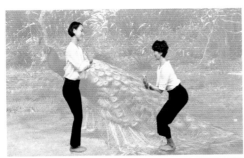

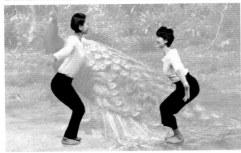

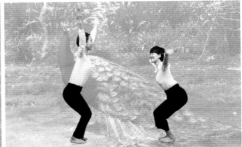

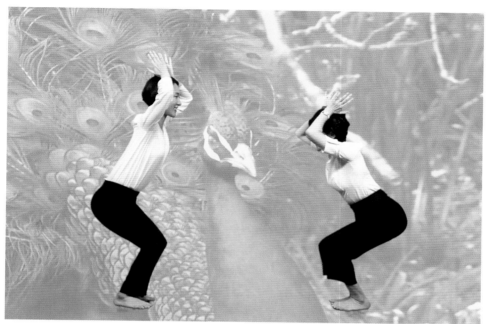

1단계 날개 펴기 준비

1단계 날개 펴기 준비

▶ 무릎을 구부려 엉덩이를 쑥 빼고, 가슴은 내밀고 허리를 꼿꼿하게 한다. 두 발은 뒤꿈치를 붙이고 발의 앞부분만 올렸다 내렸다를 반복하며 심박수를 높인다.

▶ 두 손을 머리위에 마주보게 올려서 두 손을 모았다 폈다를 반복하면서 음악에 맞추어 충분히 준비운동을 한다.

▶ 위의 자세에서 엉덩이를 섹시하게 뒤로 쑥 빼고 좌우로 흔들거나 바운스 한다.

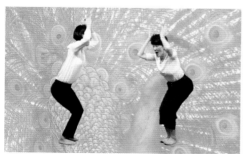
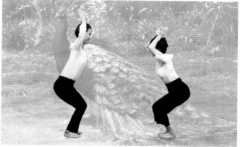

2단계 수컷이 되어 날개짓을 점점 더 화려하게 펼치며 구애하기

▶ 무릎을 구부린 채 엉덩이를 빼고,
　허리를 꼿꼿하게 세운 채, 그대로 양팔을 겨드랑이에 붙인다.
　팔을 뒤로 뺀 채로 15도 뻗친 상태에서 손목을 반짝반짝 빠르게 돌린다.
　이때도 입 꼬리는 올리고 팔에 집중한다.
▶ 20초 흔든 뒤 잠시 날개를 접듯이 마주 보고 박장대소를 한다. 다시 팔을 겨드랑
　이 붙인 채로 엎드리면서 팔을 45도 뒤로 뻗쳐서 더 강하게 20초 흔든다.
　그리고 다시 날개를 접듯이 10초간 박장대소를 한다.

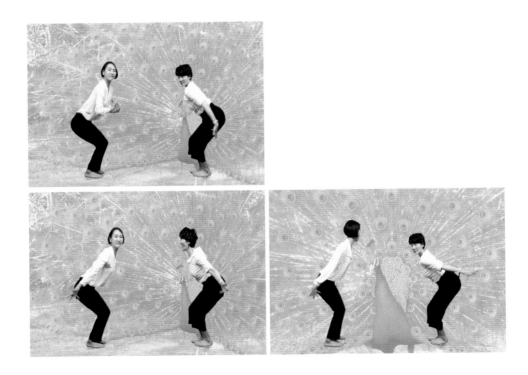

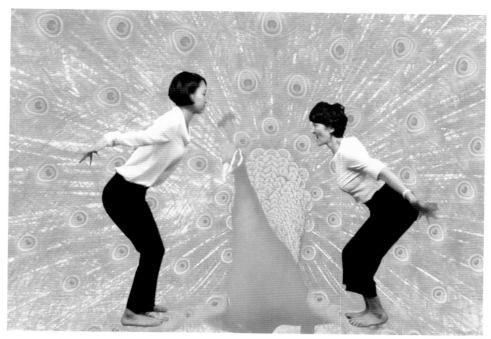

2단계 화려하게 날개 펼치기

▶ 다시 20초 후 75도 정도 최대한 뒤로 뻗친 상태에서 고개와 가슴을 들고 앞사람을 보면서 입 꼬리를 올리고 팔을 돌린다.
이때도 웃음소리를 멈추지 않고 "어머나"를 외치며 팔을 강하게 흔든다.

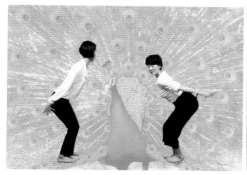 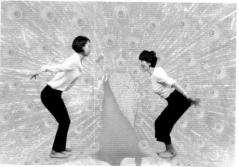

3단계 수컷 공작새와 암컷 공작새의 구애작전

▶ 수컷 공작새가 암컷을 유혹하기 위해 온갖 자태를 뽐내며 유혹한다.
   날개를 최대한 옆으로 펼치고 바운스를 주면서 팔을 흔들거나
   손가락을 반짝거린다.
▶ 양팔을 최대한 크게 옆으로 쫙 벌리고 "어마나"를 외치며 암컷을 부른다.
▶ 암컷으로 지정된 사람은 엉덩이를 빼고 무릎을 약간 구부린 채 "어머나"를 외치
   며 다가간다. 그리고 "니꼴 좋다"라고 한마디 하고 웃어준다.

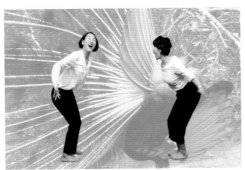

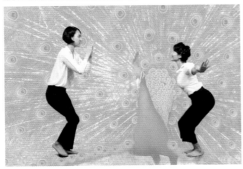

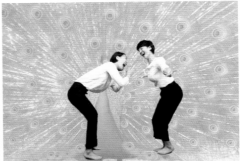

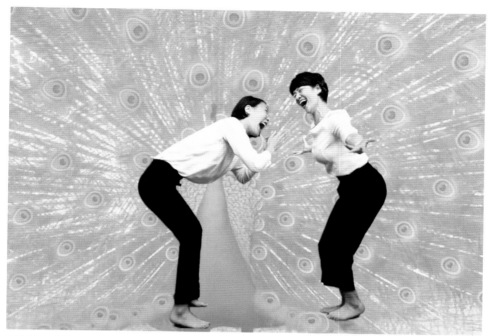

3단계 공작새의 구애작전

▶ 암컷 공작새가 마음에 들지 않는다는 표정으로 뒤돌아서려고 하면,
  수컷 공작새는 더 큰소리를 외치며 손가락 떨림을 통해 암컷이
  도망가지 못하도록 막아선다.

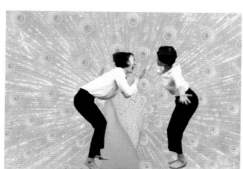
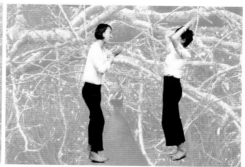

5. 고릴라 웃음운동

1. 고릴라 이야기

고릴라는 인간의 DNA와 97~98% 유사하며, 인간처럼 각각의 지문이 있다
침팬지, 고릴라 등의 유인원과 크게 다른 한 가지가 바로 엄지 손가락의 자유로운 움직임이다. 우리 몸은 **뼈가 206개로 구성되어 있는데, 특히 손뼈는 바로 뇌의 움직임을 반영한다.**

고릴라는 꼬리가 없으며 점잖기 그지없고, 평화를 즐긴다. 우락부락하게 생긴 외모와 손으로 가슴을 치는 행동 때문에 강인하고 사나운 동물로 알려져 있지만, 실은 온순하고 지능도 높은 동물이다. 심지어 수화까지도 할 수 있다.

임신기간은 약 250~270일이며, 한 마리의 새끼를 낳는다.
갓 태어난 새끼의 무게는 약 2kg이다.
처음에는 어미가 새끼를 조심스럽게 안고 다니고, 3개월이 지나면 혼자 힘으로 어미에게 매달리고 기어 다니며 5개월이 되면 걸을 수 있다.

수컷은 두발로 직립시 평균 신장이 180cm에 가까운 정도이고, 양 팔을 펼친 길이는 수컷이 200~270cm정도이다. 덩치가 큰 것만큼 하루 수면시간은 12시간이다.
아침에 잠에서 늦게 일어나고 꾸물대다가 아침 8시가 되어야 일어난다. 음식도 천천히 먹고, 같이 놀자고 발을 쿵쿵 굴리고 나뭇잎을 흔들고, 때론 나무토막을 던지면서 싸우다가 언제 싸웠느냐 싶을 만큼 사이좋게 털을 고르기도 한다.

큰 덩치에 비해 호기심이 많아 궁금함을 참지 못하여 안달을 하며,
던지고 돌려보고 뒤집어 보기도 한다.
새끼를 좋아하는 습성은 사람과 다르지 않고, 모두 둘러앉으면 서로 새끼의 털을
골라준다. 우두머리 한 마리만 암컷을 차지 할 수 있다. 암컷 고릴라들은 근친상간
을 절대 하지 않는다.

얼굴은 검고 코는 납작하며, 눈 위에 두툼한 뼈가 튀어 나왔다. 나이 많은 수컷이
무리를 형성하고 대체로 평균 10~15마리가 군집을 이룬다. 나이 든 수컷은 정수리
가 헬멧을 쓴 것처럼 높고 등에 은백색의 털이 난다. 털빛은 검은색 또는 갈색이다.
혈액형은 마운틴 고릴라는 A형, 로랜드 고릴라는 B형으로 알려져 있다.

고릴라도 손발을 씻어주면 아이처럼 물장난을 마구 치고, 물바다를 이룬다.
그리고 간지럼도 좋아하여 종종 간지러움을 태우면 눈을 꼬옥 감고 입을 크게
벌린 채 웃음을 주체 하지 못하고 데굴데굴 구른다.
이제 엄청난 힘을 가진 고릴라의 움직임에서 웃음운동을 끌어내 보자.

2. 고릴라 웃음운동 즐기기

QR코드를 찍으면
웃음운동 동영상을
볼 수 있습니다.

● 운동 효과

동물웃음운동을 하면서 우리 손의 움직임이 얼마나 중요한지를 알게 되었다.
유인원과 달리, 우리 몸을 구성하는 손뼈는 엄지손가락을 자유롭게 움직이게 해주고, 자유로운 엄지손가락의 움직임은 뇌에 자극을 주어 뇌를 활발하게 한다.
엄청난 힘을 가진 고릴라의 움직임에서 웃음운동을 끌어내 보자.
고릴라댄스는 얼굴 표정 근육과 팔과 다리 근육을 강화시키는데 도움이 된다. 고릴라도 사람처럼, 때로는 어린 아이처럼 간지럼을 태우기도 하고 또 입을 크게 벌려 웃기도 하는데, 이를 형상화 하여 웃음기법을 만들었다.

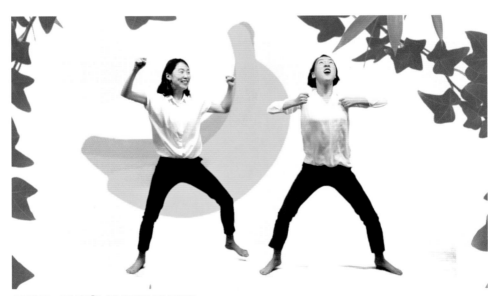

1단계 강인한 팔근육 만들기

1단계 강인한 팔근육 만들기

▶ 먼저 고릴라 손처럼 손가락 마디
에 힘을 주어 주먹을 쥔다. 얼굴 앞
으로 가져올 때는 얼굴 근육을 모
두 웅크리고 있다가 팔을 옆으로
벌릴 때는 얼굴 근육과 눈동자를
완전히 열어준다. 이때 "우하하"
소리를 내면 얼굴근육이 쉽게 열
린다.

▶ 이를 반복적으로 하고 난 뒤 무릎
을 살짝 구부리고 고릴라의 멋진
어깨처럼 척추기립근과 팔근육
운동을 위해 두 팔을 약간 위로
힘껏 올렸다가 뒤로 당긴다.
여러 번 반복한다.

▶ 두 다리를 넓게 벌리고 약간 구부
린 상태에서 팔을 구부려 옆으로
활짝 펴고, "어머나~"를 외치며 옆
으로 뛰어간다.

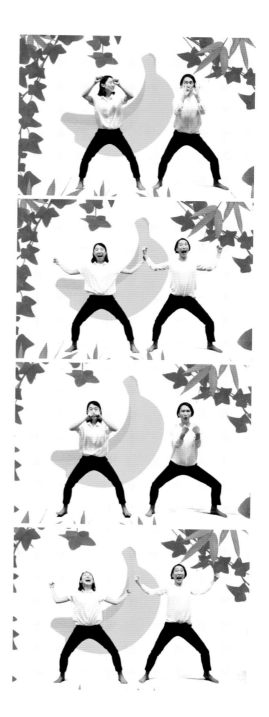

2단계 가슴치기

▶ 어깨와 가슴 근육을 자랑하는 고릴라처럼 건강한 팔근육을 보이면서 "나 어때?" 수컷은 와일드 스쿼트 자세에서 가슴 치기를 느리게, 또는 빠르게 웃음소리와 함께 반복한다.

▶ 이때 암컷은 수컷 뒤로 가서 어깨에 매달려 보기도 하고 업혀 보기도 한다. 수컷 고릴라는 힘자랑에 빠져 여전히 큰 소리를 내며 가슴 치기를 계속한다. 다음은 수컷 팔에 암컷이 매달려 애교 웃음발사를 날린다.

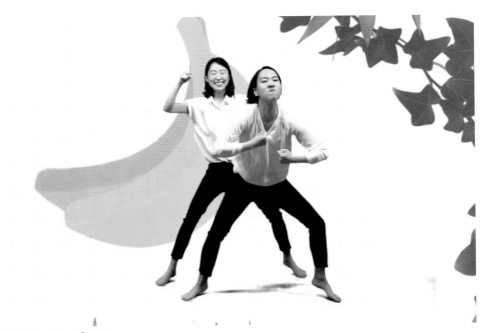

2단계 가슴치기

▶ 수컷은 승리의 표시로 가슴을 두 손으로 쿵쿵쾅쾅 치며 천천히 그리고 빠르게
　웃음 북을 친다. 얼마나 시원하고 멋진 웃음이던가!
　자연스런 웃음을 발산하게 된다.

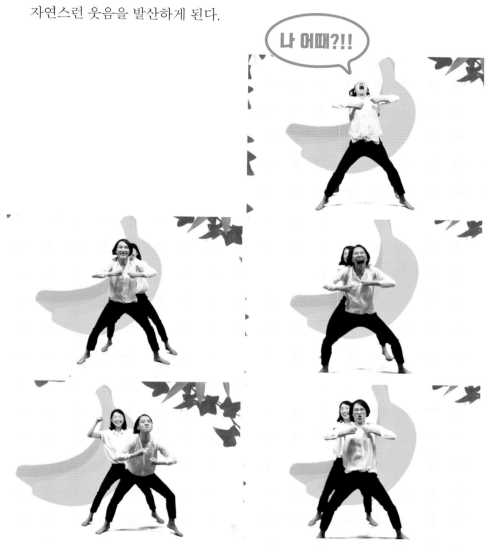

3단계 강인한 팔근육 자랑하기

▶ 둘이서 엉덩이를 마주 대고 무릎을 약간 구부린 채 가슴열기를 한다.

▶ 주먹을 불끈 쥐고 앞으로 옆으로 오므리고 벌리기를 계속한다.
  이때 팔꿈치가 90도를 이루어야 한다.

▶ 좀 더 에너지가 남아있다면 두 사람이 등과 엉덩이를 붙이고 천천히 무릎을
  구부리고 앉는다. 10초간 머물렀다가 다시 천천히 일어선다.

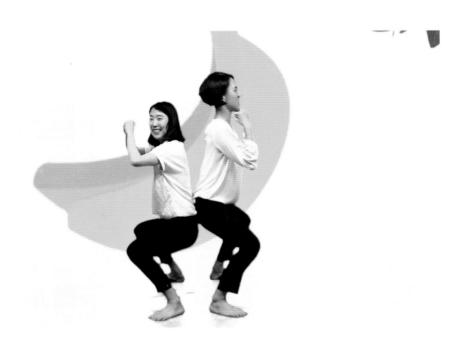

3단계 강인한 팔근육 자랑하기

▶ 다시 두 사람이 등과 엉덩이를 좀 더 붙여 거의 닿은 후
　더욱 천천히 무릎을 구부리고 앉는다.
　15초간 머물렀다가 다시 천천히 일어선다.
▶ 마무리는 무조건 둘이 서로 마주 보고 박장대소를 한다.

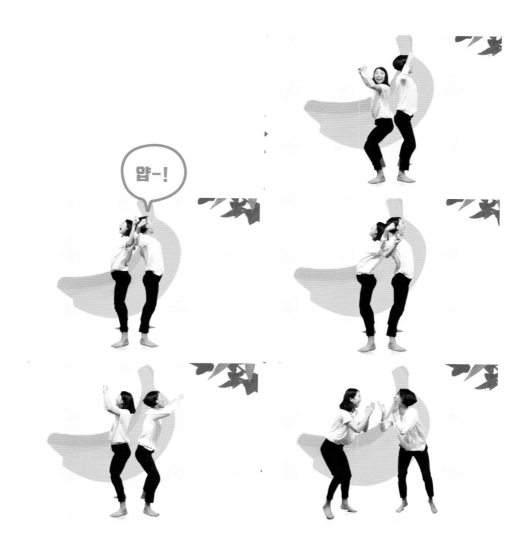

3. 몸짱 웃음운동 후 달라진 모습

1. 몸짱 웃음운동 후 달라진 사례

이씨는 지난 16년간 안 해본 다이어트가 없다.

1987년에 24살의 이씨는 165cm 키에 51kg 몸무게로 서울에 도착했다. 2년이 지난 후 26살에 몸무게는 72Kg으로 코끼리가 되어 있었다. 코끼리가 꽃사슴처럼 변신을 하려면 900인분의 음식을 덜 먹어야 하는 상황이 되었다. 웃음운동을 만나기 전 41살이 될 때까지 16년간은 살 빼는 다이어트가 삶의 전부이었다.

웃음운동으로 다이어트가 되기 전까지 월급 대부분을 다이어트를 위한 운동이나 식품에 돈을 쏟아 부었고, 굶지 않고도 살이 빠진다는 광고에 빠져 위험한 약도 먹었지만, 항상 효과는 없었다.

운동이 좋다기에 수영장, 헬스장, 테니스장에 가서 죽을 만큼 운동도 했지만 3달을 넘기지 못했다. 스포츠 센터에 등록후, 워밍업 20분, 웨이트트레이닝 40분, 유산소 운동 30분, 복근운동, 스트레칭 순으로 반복했지만 힘들어서 이런저런 핑계를 만들어 자주 빠지기 일쑤였다.

이뇨제를 먹고 하루에 체중계에 10번도 더 올라갔다. 의사와 친구들이 권고하는 새로운 다이어트 비법을 소개 받았지만, 알게 되는 만큼 다이어트는 실패했다.

이런 약속도 해본다. 먹고 싶은 채소와 과일은 실컷 먹고, 밥은 소식하고, 빵과 라면은 절대 금지하자. 절제에 힘든 운동은 몸과 마음에 이중으로 스트레스를 준다.

이렇게 고통 중에 있을 때 웃음 다이어트를 했다는 이야기를 듣고 '나이스바디 21' 프로그램에 오게 되었다. 이 웃음운동은 살을 빼라고 하지 않아서 좋다. 살이 쪄도 쉽게 따라 할 수 있고, 땀이 흐르는 운동이어서 땀을 충분히 흘리고 난 뒤, 이 기분 좋음을 오래 유지하기 위해 30분 더 걷기를 한다는 것이다.

이렇게 운동이 즐거워지면서 살이 점점 빠지기 시작했고, 지금은 마구 먹고 싶은 욕구가 사라질 만큼 건강해졌다.

이것만으로 웃음은 마음의 군살을 제거할 뿐만아니라, 반드시 예전에 입고 싶었던 옷을 입고 첫 사랑을 만날 것이라며 오늘도 즐겁게 동물웃음운동에 몰입한다.

2. 몸짱 웃음운동 후 달라진 나의 모습을

● 나의 현재 모습 적기 (년   월   일)

● 웃음운동 후 마음변화 적기 (년   월   일)

에필로그_이임선의 웃음운동 후 변화

1. 느끼는 마음의 변화

맥없이 늙지 말자고 웃는 웃음, 이유 없이 아프지 말자고 웃는 웃음
즐겁자고 웃는 웃음은 반드시 온몸으로 웃음이 표현되어야 좋은 결과가 나온다.

유치하게, 단순하게, 억지로 웃지 않아도, 이야기만 들어도 입 꼬리가 배시시 벌어
지고, 배꼽이 쏘옥 올라오는 그런 웃음을 찾아드리고 싶다.
나와 함께 웃어보기 전에는 섹시한 동물웃음운동에 아무도 말 할 수 없을 것이다.

웃어보신 분들은 모두 눈물 나도록 웃었다.
세상에 이런 웃음이 있어 살맛이 난다며 살짝 고개를 돌리고 웃기도 한다.
누구는 입맛이 돈다며 또 웃음교실에 오시겠단다.

이렇게 누군가에게 웃음을 보태 줄 수 있다면 내가 할 일은 다한 것이다.
사실 웃음에 미쳐서 해야 할 일도 제대로 못했지만, 충분히 행복하다.
최초, 또는 최고가 아니어도 최선을 다하고,
웃음으로 최상의 기쁨을 누린다고 말할 수 있으니 최고로 행복하다!

동물웃음운동 후 마음 글 (년   월   일)

2. '이임선의 웃으리 동물웃음운동' 전체 해설표

구분	똘망똘망 뇌짱 동물웃음운동	빵긋빵긋 얼짱 동물웃음운동	말랑말랑 관절짱 동물웃음운동	탱글탱글 몸짱 동물웃음운동
웃음 종류	• 쇠똥구리 웃음 • 참매미 웃음 • 장닭 웃음 • 수풀떠들썩 팔랑나비 웃음 • 꿀벌 웃음	• 황금박쥐 웃음 • 사자 웃음 • 목도리도마뱀 웃음 • 나무늘보 웃음 • 기린 웃음	• 캥거루 웃음 • 지렁이 웃음 • 새 웃음 • 말타기 웃음 • 황제펭귄 웃음 • 꽃게 웃음 • 가오리 웃음	• 사마귀 웃음 • 호랑이걸음 웃음 • 달팽이 웃음 • 공작새 웃음 • 고릴라 웃음
웃음 운동 측정 방법	최대 심장박동수의 30% 한바탕 웃고 난 뒤 큰소리로 애국가를 부를 수 있다.	최대 심장박동수의 40~50% 한바탕 웃고 난 뒤 산토끼 노래를 부를 수 있다.	최대 심장박동수의 60~70% 한바탕 웃고 난 뒤 산토끼 노래를 부를 수 없다.	최대 심장박동수의 80~90% 힘들어서 엎드려 눕고 싶은 생각밖에 없다.
얼마나 해야 할까?	3~4회/ 주 30분 이상 5가지 기법 3단계 완수	3~4회/ 주 30분 이상 5가지 기법 3단계 완수	3~4회/ 주 30분 이상 5가지 기법 3단계 완수	3~4회/ 주 30분 이상 5가지 기법 3단계 완수
어떻게 될까?	기분이 좋아진다. 똑똑하다는 이야기를 듣는다.	젊어진다. 예뻐진다. 자신감이 생긴다.	웃음이 저절로 터진다. 약의 개수가 줄어든다.	심폐기능이 좋아진다. 엉덩이 허벅지가 탄탄 해진다.

●최대 심장 박동수 계산공식 : 220-여러분의 나이입니다.

　예) 나이가 60이면 220-60=160

　강한 운동을 원하면 160 × 0.8=128회 정도의 맥박수를 15~20분 유지합니다.

3. 동물웃음운동을 정리하며,

이임선의 동물웃음운동을 마치고 나면 4가지로 정리가 된다.

하나, 머리는 반짝반짝
둘, 가슴이 뻥뻥 뚫리고
셋, 뱃살이 쏙쏙 빠지고
넷, 다리가 휙휙 올라간다.

이야기를 전해준 웃음친구이자 영원히 잊지 않을 웃음자원 봉사자들을 소개하려 한다.

웃음이 동안을 만들고, 어린아이처럼 예뻐진다는 것을 눈으로 보여주시는 김경옥님!
매일 아침 거울을 보면서 사자 웃음을 내 것으로 만들고, 사자 웃음과 박장대소, 그리고 새 웃음으로 품위를 더해주신다.

시 낭송으로 치유의 힘을 더해 주시는 서금옥님!
금옥님의 시는 눈물, 기쁨, 때론 별이 되어 웃음치료 교실의 우리 가슴에 보석을 하나씩 달아준다..
또한 금옥님은 캥거루 웃음, 호랑이 걸음으로 100m 달리기를 할 만큼 강인한 체력의 소유자다.

청바지가 잘 어울리는 조순금님!
매미 웃음에서 보듯이 한번 웃기 시작하면 입꼬리가 내려오지 않을 만큼 제대로 웃음을 이해하고 웃을 줄 안다. 어려운 매미 웃음에서 나무가 되어도 그 웃음이 한결같다.

보면 볼수록 매력이 넘치는 이찬수님!
그녀의 웃음은 순수하기 그지없다. 억지가 아닌 참 웃음만으로도 가슴이 뻥뻥 뚫릴 수 있다는 것을 느끼게 하신다. 그녀의 웃는 표정을 보면 나도 웃고 싶어진다.

꺄륵거리는 웃음 속에서도 우아함을 보여주는 이혜경님!
누가 보아도 그 웃음이 과하지도 부족하지도 않다.
새 웃음과 가오리댄스 에서도 자신을 표현할 줄 아는 멋진 분이다.

달팽이댄스에서 욕심과 체면을 내려놓고 행복한 웃음을 보여주는 변상아 간호사!
어린 나이에 웃음을 나누기 쉽지 않았을 터이지만 환자를 사랑하는 마음 외엔 욕심이 없기에 가능한 웃음을 나눌 줄 아는 진정한 웃음치료 간호사! 지금이 가장 행복하다고 말한다.

그리고 동물웃음운동에서 가장 큰 몸짓으로 온몸으로 기쁨을 표현할 줄 아는 손현정님!
중,고등학교 때 병원에서 아버지를 간호하는 동안 웃음치료를 알게 되었고,
대학을 마치고 유머와 웃음치료학을 전공하는 학생답게 표현력이 뛰어나다.

동물웃음운동을 함께 만들어낸 웃음자원봉사자 한분 한분께 진심으로 감사드린다.

참고 문헌

- 존로이드, 쫀미친슨. 2011. 동물상식을 뒤집는 책. 해나무
- 최삼규, 2006. 다시 쓰는 동물의 왕국, 이상
- 박해철. 2007. 이름으로 풀어보는 우리나라 곤충 이야기. 북피아
- 조복성. 2011. 조복성 곤충기. 뜨인돌
- 장앙리 파브르, 김진일옮김. 2006. 현암사.
- 정부희. 2015. 사계절, 우리 숲에서 만나는 곤충. 지성사
- 오창영. 1990. 동물의 사랑학. 스포츠 서울.
- 최재천. 2007. 최재천의 인간과 동물. 궁리
- 마티 크림프. 멍청한 수컷들의 위대한 사랑. 2007. 도솔
- 윤신영. 사라져가는 것들의 안부를 묻다. Mid.
- 김진석. 1995. 하늘과 땅과 물속의 재미 있는 이야기. 다다미디어